中国医学临床百家·病例精解

南昌大学第二附属医院

神经外科 病例精解

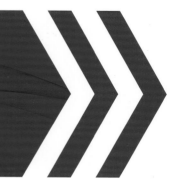

主　　编　祝新根　张　焱　郭　华

副主编　程祖珏　卢明巍　沈晓黎　吴　雷

编　　委（按姓氏笔画排列）

毛国华　方　华　叶敏华　吕世刚

朱健明　李子轶　李智欣　肖　兵

肖爵贤　吴淼经　何　韡　宋书欣

张吉才　陈志华　陈　真　陈　敏

周洪龙　胡尚伟　高子云　涂　伟

黄　辉　谢丽媛　赖贤良　雷剑伟

科学技术文献出版社
SCIENTIFIC AND TECHNICAL DOCUMENTATION PRESS
·北京·

图书在版编目（CIP）数据

南昌大学第二附属医院神经外科病例精解 / 祝新根，张焱，郭华主编. —北京：科学技术文献出版社，2021.7

ISBN 978-7-5189-8036-9

Ⅰ.①南⋯　Ⅱ.①祝⋯　②张⋯　③郭⋯　Ⅲ.①神经外科学—病案—分析　Ⅳ.① R651

中国版本图书馆 CIP 数据核字（2021）第 130890 号

南昌大学第二附属医院神经外科病例精解

策划编辑：孔荣华　石敏杰　　责任编辑：胡　丹　　责任校对：张永霞　　责任出版：张志平

出　版　者	科学技术文献出版社	
地　　　址	北京市复兴路15号　　邮编　100038	
编　务　部	（010）58882938，58882087（传真）	
发　行　部	（010）58882868，58882870（传真）	
邮　购　部	（010）58882873	
官 方 网 址	www.stdp.com.cn	
发　行　者	科学技术文献出版社发行　全国各地新华书店经销	
印　刷　者	北京地大彩印有限公司	
版　　　次	2021 年 7 月第 1 版　2021 年 7 月第 1 次印刷	
开　　　本	787×1092　1/16	
字　　　数	198 千	
印　　　张	18.5	
书　　　号	ISBN 978-7-5189-8036-9	
定　　　价	138.00元	

祝新根　1965 年出生，江西修水人，中共党员。现为南昌大学第二附属医院党委副书记、副院长（主持行政工作）、主任医师、二级教授、"长江学者奖励计划"特岗学者、博士后导师、博士研究生导师、硕士研究生导师。享受江西省政府特殊津贴。意大利锡耶纳大学访问学者，南昌大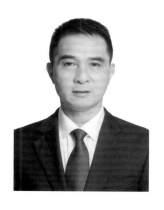学神经科学研究所所长、国家卫生健康委能力建设和继续教育神经外科专家委员会副主委、中国研究型医院学会神经外科专业委员会副主委、江西省医学会神经外科学分会主任委员、中国医师协会神经外科医师分会常务委员。

　　主要从事脑胶质瘤的发生、发展和诊治的分子调控机制研究，取得了若干原创性成果。主持国家自然科学基金项目 3 项，省部级重大课题 4 项，总计主持和参与了 20 余项国家级及省厅级科研项目。以第一或通讯作者身份在各级学术刊物公开发表论文 110 余篇，其中 SCI 收录论文近 60 篇（总影响因子 198.918）。参与编著西北工业大学出版的《外科学导教·导学·导考》及人民卫生出版社出版的《神经外科学》。获国家实用新型发明专利 5 项，国家发明专利 1 项，荣获 2019 年度江西省科技进步奖三等奖。获得全国优秀共产党员、全国抗击新冠肺炎疫情先进个人、全国卫生健康系统新冠肺炎疫情防控工作先进个人、第四届"白求恩式

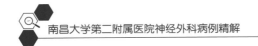

好医生"、中国好医生、国家卫生健康委脑卒中防治工程委员会模范院长、国家卫生健康委脑卒中防治工程委员会杰出担当奖。

从医 30 年来，在神经外科领域取得了突出成绩，擅长桥小脑角区、颅底等脑肿瘤、脊髓病变、颅内动脉瘤和脑血管病的显微外科治疗。对重症颅脑损伤及脑出血的救治有丰富的临床经验，现已成为南昌大学第二附属医院乃至江西省神经外科专业的领军人物，尤其是拥有娴熟的显微神经外科治疗技术，擅长颅底肿瘤的显微外科治疗，已达到国内先进水平。

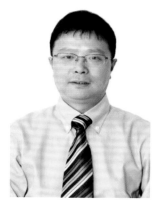

张焱 1973年出生，江西新余人，中共党员。现为南昌大学第二附属医院党委组织部负责人，神经外科主任医师，医学博士，博士研究生导师、硕士研究生导师。南昌大学临床样本资源整合与应用研究所所长，江西省百千万人才工程人选。

长期从事颅脑损伤、脑肿瘤及脑积水等方面的基础与临床研究，取得了大量的基础研究成果和临床成效。主持及参与国家级项目3项（国家自然科学基金、国家科技支撑计划子课题、国家重点研发计划项目），省级课题10项。作为副主编出版论著《现代外科理论与实践》，在中华医学会期刊及其他核心医学期刊上发表专业学术论文20余篇，发表SCI收录论文15篇，获国家专利6项。任教育部学位与研究生教育发展中心通讯评议专家、江西省科技奖励评审专家、南昌市科技局评审专家。任中国医师协会脑胶质瘤专业委员会手术专业学组委员、中国医师协会神经修复学专业委员会颅脑创伤修复学组委员、中国研究型医学会神经外科学专业委员会青年委员、中国微循环学会神经变性病专业委员会脑积水学组委员会委员、江西省研究型医院学会神经重症分会主任委员、江西省医学会医学科普学分会主任委员、江西省医学会神经外科学分会颅脑创伤学组副组长、江西省抗癌协会第六届理事会常务理事。2007年获得镇江市科学技术进步奖三等奖，2018年获得江西省科学技术进步奖三等奖，2019年获得江西省科学技术进步奖二等奖，2020年获得江西省医学科技奖科普奖。

从医20余年来，在神经外科领域取得了较突出的成绩，在重型颅脑损伤、脑肿瘤以及脑积水的治疗方面有着丰富的临床经验，同时培养了一批医学青年才俊。先后受邀赴美国犹他大学、德国慕尼黑大学做访问学者，受邀前往伊朗、哥伦比亚等地进行学术会议交流，具有扎实的理论基础和丰富的临床经验。

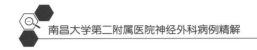
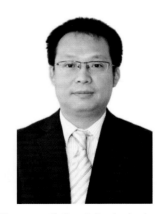

　　郭华　1972年出生，江西新建人，农工民主党党员。现为南昌大学第二附属医院神经外科科室主任，神经外科主任医师，副教授，博士生研究生导师。

　　长期从事颅神经疾病、烟雾病及脑肿瘤等方面的基础与临床研究，取得了大量的基础研究成果和临床成效。主持国家自然基金1项，省级课题7项。近5年科研经费超过78万元，在中华医学期刊及其他核心医学期刊上发表专业学术论文10余篇，发表SCI收录论文6篇，获国家专利1项，参与4个专家共识。担任中国医师学会神经外科学会功能专委会委员、中国研究型医院学会神经外科专业委员会颅神经疾患诊疗学组副组长、江西省癫痫协会常务委员、海峡两岸医药卫生交流协会神经外科专业委员会委员，《中华神经创伤外科杂志电子杂志》第二届编辑委员会委员，荣获2017年度王忠诚中国神经外科青年医师奖。共培养博士研究生4名，硕士研究生8名。

　　本科室在江西较早开展显微血管减压术治疗颅神经疾病，已成为江西省该病例数量最大、最有影响力的颅神经疾病治疗中心，年手术200余例，治愈率高且无一例严重并发症。已连续举办并主持六届江西省颅神经疾病高峰论坛国家继续教育班。作为全国颅神经协作组核心成员参加第一、第二、第三届全国颅神经疾病大会并发言。系统地进行烟雾病的基础和临床研究，尤其是颅内外血管重建后血流动力学的变化。自2016年起主持举办江西省缺血性疾病颅内外血管重建的国家继续教育学习班，2016年受邀参加第一届全国烟雾病大会并发言。每年行缺血性疾病颅内外血管重建手术100余例，手术效果好，并发症少；擅长桥小脑角区肿瘤手术，尤其是听神经瘤手术中面、听神经的保护，受邀到国内多家医院交流讲学。因此，在颅神经疾病、烟雾病及脑肿瘤的救治方面，具有扎实的理论基础和丰富的临床经验。

前　言

　　1961 年秋，南昌大学第二附属医院神经外科正式成立，成为了江西省内最早开展神经外科医疗、教学和科研工作的专业科室。时值南昌大学第二附属医院神经外科六十华诞之际，全科人员凝聚智慧、汇集力量，精选了科室医师团队近年来临床诊疗工作中经典病症共 48 例，精心编写完成了本书。

　　60 年风雨兼程，在以刘方捷、李招贤、江自强、张铭文、邓志锋、祝新根教授等为代表的几代人努力下，在现任科主任郭华教授带领下，南昌大学第二附属医院神经外科已发展成为整体医疗服务能力与医疗技术达到全国一流水平的专科中心，自主培养了江西本土医学领域目前为止唯一的国家重大人才计划人选。各种国家级和省级平台陆续落户，本科室获得了多个"省内唯一"的荣誉，以全省第一的成绩入选国家疑难病症（心脑血管疾病）诊治能力提升工程，连续六年蝉联高级卒中中心，是中国五星级高级卒中中心、全国卒中中心培训基地、国家级综合癫痫中心、江西省领先学科（胶质瘤方向）、江西省临床重点专科。多个省级学会，如江西省医学会神经外科学分会、江西省研究型医院学会神经外科学分会、江西省研究型医院学会神经重症分会、南昌大学神经科学研究所等均挂靠在科室下。

　　六十年磨一剑，霜刃始初试。全书涵盖了二附院神经外科于脑血管疾病领域、功能神经外科领域、颅脑肿瘤领域、脊柱脊髓神经外科领域、神经重症与颅脑创伤领域等各亚专业的疑难、危重、

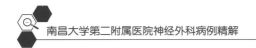
罕见病例，以住院病历书写的形式再现患者的就诊情况，按照临床资料、术前讨论、手术及术后恢复情况、专家点评等方面对每例患者进行分析，清晰地展示了神经外科疑难重症诊断、治疗及后期康复等全周期的经验。编写本书的初衷正是为了让临床医师在疾病诊疗过程中树立整体观，让更多的医师明白，不只是看病，更多的是在"看人"。成为一名真正的医者，从医身体开始，更多的是尊重一个人的整体，去关注他整个罹患疾病的全周期需要。

忆往昔峥嵘岁月，何其匆匆；望未来岁月峥嵘，何其漫漫。

谨以此书献礼南昌大学第二附属医院神经外科的六十年辉煌，继往开来，再创佳绩。在全世界新冠疫情防控常态化的大背景下，是医务工作者们用生命守护生命，无怨无悔。也以此书向全体医务工作者致敬！同行，共勉！

目　录

第一章
脑血管疾病

001 基底节区脑出血软通道手术

病历摘要

患者，男性，63岁，因"突发头痛并左侧肢体活动障碍2天"入院。

[既往史] 高血压病史9年。

[入院查体] 神志模糊，格拉斯哥昏迷量表（Glasgow Coma Scale，GCS）评分13分；左侧肢体肌力Ⅱ级；血压160/90 mmHg。

[辅助检查] 头部CT示右侧基底节区脑出血，中线结构左偏。

[术前诊断]　① 右侧基底节区脑出血；② 高血压病（Ⅲ级）。

[治疗]　① 根据头部CT平扫影像资料与颅骨体表解剖标志，确定血肿部位及穿刺部位、方向与深度；② 术中严格执行术前制定的穿刺参数，缓慢抽吸血肿，至颅内压下降至正常水平。术前查头部CT确定血肿部位与大小，进行体表穿刺标记，术中记录抽吸血肿情况（图1-1）。术后次日复查头部CT示引流管位置合适，血肿基本引流完全，穿刺通道无出血，中线结构居中（图1-2）。术后9天，复查头部CT示血肿基本吸收完全（图1-3）。

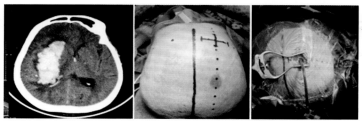

图1-1　血肿部位与大小，体表穿刺标记，术中抽吸血肿情况

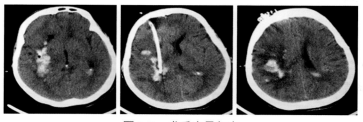

图1-2　术后次日复查

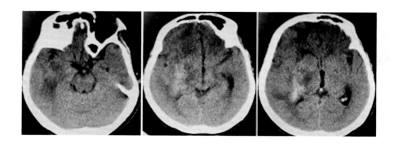

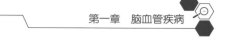

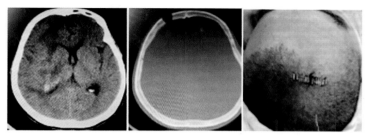
图 1-3　头部 CT 复查结果、骨孔部位及头皮切口部位

病例分析

患者 63 岁，男性，有高血压病史，未规律用药，头部 CT 示右侧基底节区脑出血，血肿量较大，中线结构左偏，有手术指征，在手术方式选择方面，目前临床常用的包括脑内血肿清除 + 弃骨瓣减压术、内镜下脑内血肿清除术、软通道或硬通道等方式。脑内血肿软通道手术的重点与难点：依据解剖标志，准确定位血肿部位；精心设计切口大小、钻颅部位、进针方向、深度；术中抽吸血肿到什么程度，以及如何调整穿刺方向与深度等。

对本病例来说，重点是手术方式的选择，传统的血肿清除 + 弃骨瓣减压术创伤较大。目前，有内镜辅助脑内血肿清除、软通道血肿清除以及硬通道血肿清除等创伤相对较小的手术方式可供选择，这几种手术方式均适用于本病例。

专家点评

在清除脑血肿的众多手术方式中，软通道血肿清除无疑是创伤最小的手术方式之一，切口只有 2.0 cm，骨孔不到 1.0 cm，采用 12 F 脑室外引流管。对于经验丰富的术者，术中可将血肿大部

笔记

分清除。即使血肿有部位残留，术中保留引流管，术后也可以通过注射尿激酶等方法，溶解血肿，再引流出来。软通道手术的难点，在于血肿精确定位，以及如何穿刺血肿中心。

本病例是一例非常经典的软通道脑内血肿清除手术病例。

参考文献

1. 崔琳. 软通道微创介入治疗老年高血压脑出血临床观察. 中国实用神经疾病杂志，2019，22（2）：197-201.
2. 马世江，沈长波，刘杰，等. 软通道穿刺引流术治疗高血压性脑出血的疗效分析. 中国临床神经外科杂志，2018，23（2）：117-118.
3. XIA L, HAN Q N, XIAO Y, et al. Different techniques of minimally invasive craniopuncture for the treatment of hypertensive intracerebral hemorrhage. World Neurosurg，2019，126：e888-e894.

002 颅内多发微小动脉瘤介入治疗

病历摘要

患者，女性，76 岁，突发头痛并呕吐 2 天。

[既往史] 高血压病史 11 年。

[入院查体] 神志模糊，GCS 评分 13 分，H-H 分级 Ⅲ 级；颈项抵抗阳性。

[辅助检查] 头部 CT 检查示蛛网膜下腔出血；头部 CTA 检查示前交通动脉瘤。脑血管造影检查：颅内多发动脉瘤，即前交通动脉瘤与右侧颈内动脉眼段动脉瘤，两处动脉瘤均为未及 2.0 mm 的微小动脉瘤。双侧颈内动脉血管造影示双侧大脑中动脉及大脑前动脉显影良好，未见明显异常；椎 - 基底动脉造影未见明显异常。

[术前诊断] ①颅内多发动脉瘤（前交通动脉瘤，右侧颈内动脉眼段动脉瘤）；②自发性蛛网膜下腔出血；③高血压。

[治疗] ①从右侧颈内动脉建立路径，重新做 3D 血管造影；②微导管准确定位到前交通动脉瘤内，填塞弹簧圈，动脉瘤不显影；③将微导管撤出后，重新塑形，次全栓塞右侧颈内动脉眼段微小动脉瘤。术前、术中、术后影像学资料见图 2-1 至图 2-5。

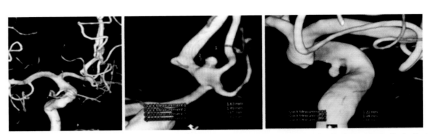

图 2-1　术前右侧颈内动脉 3D 影像示前交通动脉瘤与右侧颈内动脉眼段动脉瘤大小
与形态，两处动脉瘤均为未及 2.0 mm 的微小动脉瘤

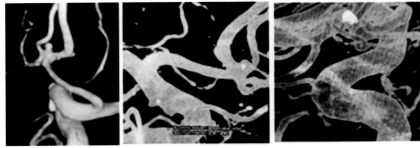

图 2-2　微导管良好塑形，顺利到达前交通动脉瘤内，并放入弹簧圈

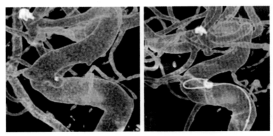

图 2-3　微导管重新塑形，准确到达右侧颈内动脉眼段动脉瘤内，并填塞弹簧圈

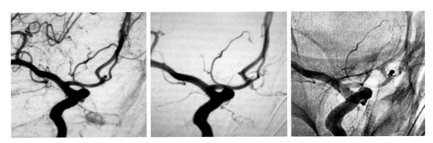

图 2-4　前交通动脉瘤，术前、术后影像对比示动脉瘤完全不显影

笔记

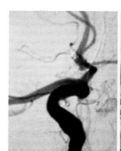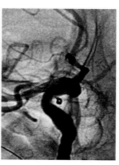

图 2-5 右侧颈内动脉眼段动脉瘤，次全填塞

病例分析

本例患者为 76 岁女性，自发性蛛网膜下腔出血，H-H 分级Ⅲ级，全脑血管造影发现多发动脉瘤，即前交通动脉瘤和右侧颈内动脉眼段动脉瘤，且两处动脉瘤均为小于 2.0 mm 的微小动脉瘤。颅内动脉瘤手术方式有开颅夹闭与介入栓塞。对于微小动脉瘤，介入手术难度反而较大。从出血的部位看，考虑前交通动脉瘤为责任动脉瘤，鉴于患者 76 岁高龄，H-H 分级Ⅲ级，综合其年龄与状况，手术方式的选择优先考虑介入栓塞治疗。介入手术的重点与难点：动脉瘤体微小，不及 2.0 mm，微导管难以到位，术中破裂风险高，是介入治疗的难点，我们前期有大量微小动脉瘤介入治疗的经验，是介入治疗可行性的依据。我们采取的策略是通过微导管精准塑形，先单纯栓塞考虑为责任动脉瘤的前交通动脉瘤，有条件再栓塞右侧颈内动脉眼段动脉瘤。

专家点评

该病例为自发性蛛网膜下腔出血，颅内动脉瘤破裂的典型病例，从图 2-2 可以看出微导管准确到位前交通动脉瘤颈部，尽管动脉瘤体积很小，直径不到 2.0 mm，从弹簧圈形态来看，动脉瘤体填塞致密，动脉瘤无残留。对于颈内动脉眼段动脉瘤，术者也做了同样的栓塞，填塞非常成功。从这一病例来看，术者在对微导管的掌控、弹簧圈的选择等介入技术方面，经验是非常丰富的。对于这些单纯弹簧圈介入栓塞病例，术后需要注意随访，复查脑血管造影。

参考文献

1. 常斌鸽，王修玉，周宝生，等 . 介入栓塞治疗颅内微小动脉瘤的临床研究 . 中华介入放射学电子杂志，2019，7（2）：135-139.

2. 孙骏，喻永涛，焦建同，等 . 血管内介入治疗颅内破裂微小动脉瘤的疗效分析 . 临床神经外科杂志，2018，15（1）：8-11.

3. YAMAKI V N，BRINJIKJ I W，MURAD M H，et al. Endovascular treatment of very small intracranial aneurysms: meta-analysis. Am J Neuroradiol，2016，37（5）：862-867.

笔记

003 三套微导管系统栓塞后交通动脉瘤

病历摘要

患者，女性，48岁，因"突发头痛并呕吐10小时"入院。

[既往史] 既往体健。

[入院查体] 神志模糊，嗜睡状，H-H分级Ⅲ级，颈项抵抗阳性。

[辅助检查] 头部CT示蛛网膜下腔出血；CTA示左侧后交通动脉瘤；脑血管造影发现左侧后交通动脉瘤，瘤体最大长径9.5 mm、宽径5.7 mm；动脉瘤颈直径约4.2 mm；在靠近动脉瘤颈部，有两处子瘤凸起；颅内其他血管造影未见明显异常。

[术前诊断] ①左侧后交通动脉瘤；②自发性蛛网膜下腔出血。

[治疗] ①三套微导管系统如期到位；②先填塞动脉瘤体大部；③再填塞动脉瘤颈部子瘤；④术后即刻血管造影，结果达到雷蒙Ⅰ级手术效果。术前、术中、术后影像学资料见图3-1至图3-3。

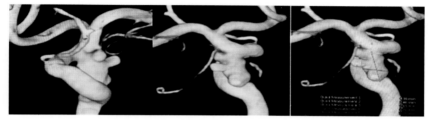

图3-1 术前左侧颈内动脉造影（3D影像）示动脉瘤大小、形态，与载瘤动脉关系

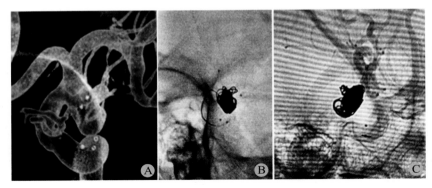

A：三套微导管系统到位　B：先弹簧圈填塞动　C：通过另外一根微导
脉瘤体部分　　　管，小心封闭动脉瘤颈

图 3-2　术中影像结果

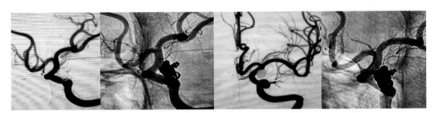

图 3-3　术后即刻造影，结果达到雷蒙Ⅰ级；载瘤动脉通畅，动脉瘤体完全不显影，
近瘤颈子瘤完全不显影

病例分析

　　本例患者左侧后交通动脉瘤、自发性蛛网膜下腔出血诊断明确，责任动脉瘤为左侧后交通动脉瘤；手术方式方面，选择开颅夹闭与介入治疗均可遵从颅内动脉瘤治疗现行指南，家属与患者本人的意愿，选择血管内介入治疗。介入手术的重点与难点：患者相对年轻，介入治疗需要考虑如何提高远期疗效，动脉瘤宽颈，需要支架辅助；在动脉瘤颈部有两处子瘤，介入手术必须要做到子瘤不显影，并且封闭好动脉瘤颈。我们拟采取的手术策略：采

用三套微导管系统（三套微导管系统是非常成熟的技术，对较复杂动脉瘤，我们经常采用），即一根 Headway-21 置于载瘤动脉内，做输送支架用；另外两根微导管，放在动脉瘤腔内不同部位，发挥"双微导管"功能，输送弹簧圈，栓塞动脉瘤。本例患者，考虑到动脉瘤颈部有子瘤凸起，这个部位的子瘤，也是单一微导管难以做到良好封闭的，所以，在设计微导管时，对其中一根进行良好塑形，并将其放入近瘤颈的子瘤内。

这是一例典型的、较为复杂的颅内破裂动脉瘤病例。从技术角度来说，对于该类动脉瘤，双微导管＋支架辅助，能很好地实现治疗目的。

专家点评

对于某些瘤体较大，形态不规则，或需要保护分支血管的动脉瘤行介入治疗，双微导管技术结合支架辅助构成的三套微导管系统，无疑是最佳选择。术中采用三套微导管，前提是术者在支架辅助方面、双微导管技术应用方面，都有丰富的经验。国内有学者报道，普通的 6 F 导引导管内，可以容纳下三套微导管，且不会影响手术操作。

在该病例的手术过程中，术者非常熟练地运用了三套微导管系统。三套导管系统中，支架导管用于输送支架，两根微导管用于栓塞动脉瘤。其中一根微导管用于输送动脉瘤圈栓塞动脉瘤体，另外一根微导管用于栓塞靠近瘤颈的子瘤，这充分体现了术者对微导管的掌控能力，Lvis 支架的压簧、瘤颈处理，都恰到好处，将三套微导管的使用发挥得非常漂亮。

11

参考文献

1. DAE C Y, KOOK R J, HYUN-SEUNG K, et al. Use of Triple Microcatheters for Endovascular Treatment of Wide-Necked Intracranial Aneurysms: A Single Center Experience. Korean J Radiol, 2015, 16 (5): 1109-1118.

2. SHIMOHIRA M, OHTA K, SUZUKI K, et al. Newly developed triaxial microcatheter for complicated interventions. Minim Invasive Ther Allied Technol, 2017, 27 (1): 11-16.

3. POON W S, CHEUNG Y L, WONG G K, et al. Triple coaxial catheter technique for transfacial superior ophthalmic vein approach for embolization of dural carotid-cavernous fistula. Interv Neuroradiol, 2010, 16 (3): 264-268.

004 双微导管技术栓塞前交通动脉瘤

病历摘要

患者，男性，31岁，因"突发头痛2天，颅内血肿清除术后1天"入院。

[现病史] 患者于2019年2月20日早上6时许，突发"爆炸样"头痛，送往医院途中，出现神志不清，并呕吐数次，在当地县人民医院行头部CT检查，结果提示右侧额、颞、顶部广泛硬膜下血肿并少量蛛网膜下腔出血，中线移位明显，遂在该院行颅内血肿清除＋弃骨瓣减压手术，手术过程顺利，术后行头部CT+CTA检查示血肿清除完全，同时发现一前交通动脉瘤，遂转来我院行进一步治疗。

[既往史] 高血压病史2年，未规律服用抗高血压药物。

[入院查体] 神志基本清楚，GCS评分14分，头部外敷料干燥，右侧骨窗区饱满，颈项抵抗阳性，四肢肌力、肌张力正常。

[辅助检查] ①行脑血管造影检查，明确颅内动脉瘤诊断；②脑血管造影检查结果：前交通动脉瘤（窄颈），前交通动脉血管成窗畸形；左侧颈内动脉眼段动脉瘤。

[术前诊断] ①颅内多发动脉瘤（前交通动脉瘤、左侧颈内动脉眼段动脉瘤）；②自发性蛛网膜下腔出血；③右侧额、颞、顶部颅骨缺损；④高血压病（Ⅲ级）。

[治疗] 据动脉瘤形态大小，前交通动脉瘤考虑为责任动脉瘤，拟单纯弹簧圈填塞前交通动脉瘤，左侧颈内动脉眼段动脉瘤

笔记

13

随访观察，或择期处理。①动脉瘤体较大，最大径 8.3 mm，瘤颈约 2.0 mm，采用双微导管填送弹簧圈，重点用弹簧圈封闭好动脉瘤颈部；②两根微导管在瘤囊内不同部位稳定到位，交替填送弹簧圈；③缓慢回撤微导管至近动脉瘤颈口处，封闭瘤颈，载瘤动脉显影良好；④术后即刻造影，雷蒙 I 级。术前、术中、术后影像学资料见图 4-1 至图 4-6。

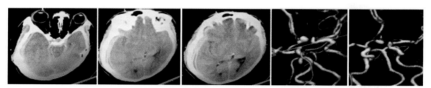

图 4-1　当地医院头部 CT 及 CTA 检查结果

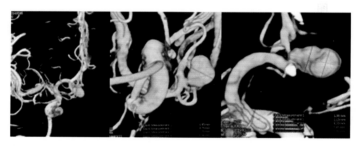

图 4-2　右侧颈内动脉血管造影（3D 图像）示动脉瘤大小，动脉瘤颈部及其与载瘤动脉的关系，同时见患者前交通动脉血管成窗畸形

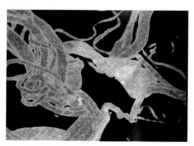

图 4-3　术中实时路图下，显示双微导管到位情况，两根微导管位于动脉瘤近瘤颈部位，且指向不同方向

笔记

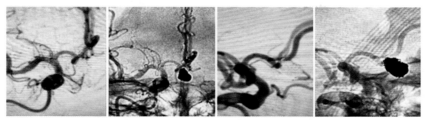

图 4-4　术后即刻不同角度造影，动脉瘤体及瘤颈完全不显影，载瘤动脉显影良好

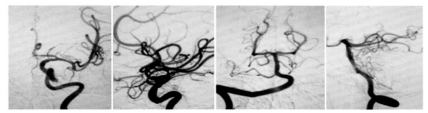

图 4-5　左侧颈内动脉、右侧椎－基底动脉正、侧位造影

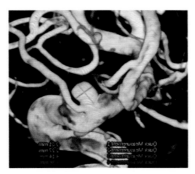

图 4-6　左侧颈内动脉造影（3D 影像）示左侧颈内动脉眼段动脉瘤大小与形态

病例分析

　　颅内动脉瘤是常见的脑血管疾病，动脉瘤破裂是蛛网膜下腔出血的首要原因，发病的高峰年龄在 50 ～ 70 岁，本例患者为年轻男性，且为多发动脉瘤，不排除与高血压有相关性。

　　颅内动脉瘤有两种处理方式，开颅夹闭与血管内介入治疗。

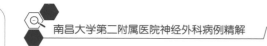

本病例为年轻男性患者，表现为脑出血，在当地医院行脑内血肿清除＋弃骨瓣减压手术。术后血管影像学检查发现颅内动脉瘤。脑血管造影证实多发动脉瘤（前交通动脉瘤与左侧颈内动脉眼段动脉瘤）。前交通动脉瘤为责任动脉瘤可能性较大，鉴于患者近期已行开颅手术，动脉瘤形态属窄颈动脉瘤，所以在手术方式的选择上，还是优先考虑介入手术，采用了相对微创的单纯弹簧圈介入治疗，以达到止血的目的。本例患者介入治疗的重点与难点是如何做到均匀致密填塞，以及完全封闭动脉瘤颈，以期提高远期效果。前交通动脉瘤尽管为窄颈，但瘤体较大，为达到均匀致密堵塞，良好封闭瘤颈，可采用双微导管技术。左侧颈内动脉眼段动脉瘤，大小约为 2.0 mm，形态规则，拟动态随访，或择期治疗。对侧的颈内动脉眼段动脉瘤，随访观察。

患者颅内多发动脉瘤，且破裂出血，患者年龄仅 31 岁，是否与高血压病史有关，目前难以确定，后续尚需要排查高血压的发病原因，控制血压。

专家点评

为了提高颅内动脉瘤介入治疗的远期效果，需要尽可能地均匀致密填塞动脉瘤体；良好封闭动脉瘤颈，尽可能做到雷蒙 I 级的影像效果。对于瘤体直径 6.0 mm 以上的动脉瘤，单一微导管很难做到使弹簧圈的分布均匀致密。该病例前交通动脉瘤尽管为窄颈动脉瘤，但载瘤动脉与动脉瘤颈明显成角度，局部的这种关系，增加了微导管到位的难度，同时，也难以达到良好封闭瘤颈的目的。术者采用了双微导管技术，从最后弹簧圈的形态看，其分布均匀致密，瘤颈封闭良好。这是一例成功使用双微导管技术介入栓塞颅内动脉瘤的病例。

参考文献

1. 张清平，李宝民，魏强国，等．双微导管技术治疗急性期前循环破裂宽颈动脉瘤 13 例．介入放射学杂志，2019，28（7）：675-678.

2. 温志锋，刘源，梁传声，等．破裂前交通动脉瘤的血管内治疗．中华神经外科杂志，2012，28（9）：886-889.

3. YOON P H，LEE J W，LEE Y H，et al. Dual microcatheter coil embolization of acutely ruptured wide-necked intracranial aneurysms. Interv Neuroradiol，2017，23（5）：477-484.

005 小脑前下动脉夹层动脉瘤单纯弹簧圈介入治疗

病历摘要

患者，男性，54 岁，突发头痛、头晕 15 小时入院。

[既往史] 高血压病史 15 年，不规律服药。

[入院查体] 神志清楚，GCS 评分 15 分，H-H 分级Ⅰ级；颈项抵抗阳性。

[辅助检查] 头部 CT 示蛛网膜下腔出血；脑血造影检查：左侧小脑前下动脉（anterior inferior cerebellar artery，AICA）中段异常扩张，考虑为夹层动脉瘤，异常扩张管径长约 7.0 mm，宽径 4.0 mm。双侧颈内动脉血管造影未见明显异常。基底动脉造影未见明显异常。

[术前诊断] ①左侧小脑前下动脉夹层动脉瘤；②自发性蛛网膜下腔出血。

[治疗] ①建立治疗路径；②微导管准确到位病变部位并输送弹簧；③异常血管完全不显影。术前、术中影像学资料见图 5-1 至图 5-6。

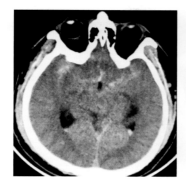

图 5-1　头部 CT 示蛛网膜
下腔出血

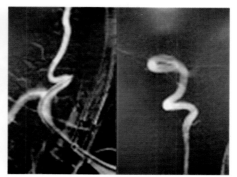

图 5-2　通过右侧锁骨下 - 右侧
椎动脉建立治疗路径

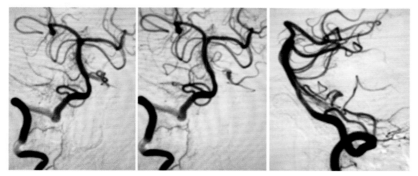

图 5-3　术前右侧椎 - 基底动脉血管造影

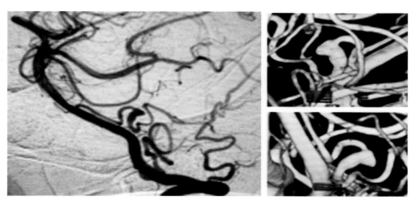

图 5-4　右侧椎动脉造影（侧位）及显示病灶 3D 影像

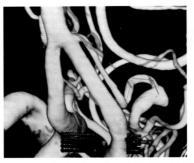

图 5-5　右侧椎动脉 3D 血管造影，显示送圈微导管拟通过的路径血管

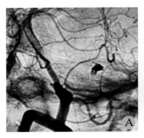
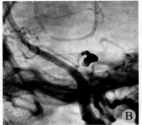
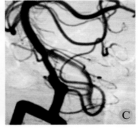

A：微导管到位，并开　　　　B、C：左侧 AICA 异常扩张血管基本
　始填塞弹簧圈　　　　　　　填塞完全，造影未见显影

图 5-6　术中情况

病例分析

　　本例患者为 57 岁男性，有自发性蛛网膜下腔出血，脑血管造影提示左侧小脑前下动脉夹层动脉瘤，动脉瘤在左侧 AICA 中段，保留管腔比较难，拟采用介入的办法，通过填塞弹簧圈闭塞局部扩张的血管。手术的难点是路径血管走行迂曲，AICA 血管从载瘤动脉发出角度较折，以及 AICA 血管本身较迂曲，这些因素可能导致送圈微导管难以到达夹层动脉瘤部位。解决的办法，可以将路径导引导管尽可能上到高位，同时采用头端较为柔软的微导管，即从右侧椎动脉建立治疗路径，从右侧椎动脉跨过双侧

椎动脉汇合部，到达左侧 AICA 开口部，采取这种"翻山"的办法，进入左侧 AICA 病变部位；为提高微导管的顺应性，我们选用 Headway-17（软头）微导管作为送圈微导管，力求将异常扩张的一段血管通过弹簧圈填塞至不显影。

专家点评

AICA 远端夹层动脉瘤为少见病例，在所有颅内动脉瘤病例中不到 1%。在克服路径血管迂曲等困难后，综合利用适合的介入技术，顺利完成介入手术，很好地达到了手术目的。

参考文献

1. LEVINE A M，EDWARDS C C. The management of traumatic spondylolisthesis of the axis. J Bone Joint Surg Am，1985，67（2）：217-226.

2. STARR J K，EISMONT F J. Atypical hangman's fractures. Spine，1993，18：1954-1957.

3. VIEWER U，MEYER B，SCHRAMM J. Differential treatment in acute upper cervical spine injuries：a critical review of a single-institution series. Surg Neurol，2000，54（3）：203-210.

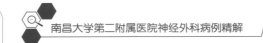

006　神经内镜手术治疗脑室出血（第三脑室造瘘术）

病历摘要

患者，男性，35岁，因"突发意识不清1天"入院。

[现病史]　患者于1天前突然出现意识不清，呼之不应，伴呕吐，小便失禁，无四肢抽搐，急送当地医院就诊，行头部CT示脑室出血，即行手术治疗，术后患者昏迷不醒，考虑病情危重，转入我院急诊科，经我科会诊，拟"脑室出血"转入我科。患者自起病以来未进食，已行留置导尿，大便未解。

[入院查体]　体温38.2℃，脉搏78次/分，呼吸20次/分，血压124/71 mmHg。深昏迷，查体不能配合，平车推入病房，刺痛时睁眼，不发音，刺痛时肢体屈曲，GCS评分6分，双侧瞳孔等大等圆，直径约2.0 mm，对光反射迟钝，头部手术切口可见纱布覆盖，绷带包扎，可见脑室引流管及颅内压监测探头。口腔可见气管插管，固定在位，牙垫内可见胃管。四肢肌张力正常，生理反射消失，双侧病理征阳性，脑膜刺激征阳性。

[实验室检查]　血常规：白细胞计数12.66×10^9/L；肝功能、肾功能、电解质、凝血功能、血液细菌培养及鉴定结果、药敏试验、涂片及降钙素原均正常。

[辅助检查]　2018年10月7日查头部CT（图6-1）示右侧基底节区出血破入脑室，侧脑室内见引流管置入影，额骨见引流孔影，侧脑室稍宽，局部中线稍向左侧偏移，脑室见铸型高密度

影积聚。胸部 CT 示双侧少许胸水伴胸膜下少许肺实变。2018 年 10 月 11 日头部 CT（图 6-2）示右侧额叶见团块状密度增高影，边缘见片状低密度水肿包绕，邻近侧脑室受压变窄；左侧额叶内见斑片状低密影，界清；脑室系统稍扩大，脑室内见高密度引流管影，末端位于第三脑室；脑中线结构稍向左偏；双侧额骨见术后钻孔影。所示双侧上颌窦黏膜增厚；双侧乳突内见片状稍高密度影。

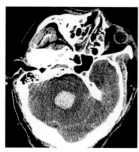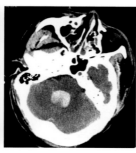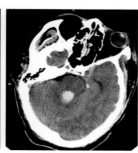

图 6-1　2018 年 10 月 7 日头部 CT

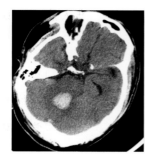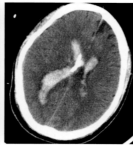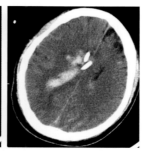

图 6-2　2018 年 10 月 11 日头部 CT

[术前诊断]　①脑室出血；②肺部感染。

[治疗]　患者入院后完善相关检查，患者高热，使用头孢曲松继续抗感染，感染未得到有效控制，考虑行气管切开排痰，更改抗生素为头孢哌酮他唑巴坦抗感染，加强雾化排痰。行腰椎穿刺后行脑脊液生化检查示脑脊液蛋白 2260.91 mg/L，脑脊液常规

检查示潘氏球蛋白定性试验（+++）；予以营养神经、抗感染、输注白蛋白、雾化排痰等对症支持治疗。交代家属密切关注病情变化。患者持续高热不退，于 2018 年 10 月 26 日在全麻下行脑室造瘘术 + ommaya 囊置入术。手术方法：①全麻成功后，取平卧位，常规消毒、铺巾。②于左侧额叶冠状缝前 2 ～ 3 cm，中线偏右 2 ～ 3 cm，纵行切开长约 5 cm 皮肤，止血后钻一孔。③电凝左侧硬脑膜后"十"字形切开。平行矢状面且垂直双耳孔连线，一次成功穿刺到侧脑室额角。脑室镜下清除第三脑室、中脑导水管残存血凝块，打通室间孔，继续向第三脑室内，见及双侧乳头体，脑室镜下对第三脑室底造瘘，见脑脊液于造瘘口有流动，最后电凝双侧脉络丛，反复冲洗脑室未见明显出血，缓慢拔除脑室镜。④将 ommaya 囊留置在脑室内，囊放置于切口旁 3 cm 左右，反复穿刺囊，囊内通畅。⑤术中出血约 50 mL，未输血，无输液反应。术中顺利，术毕患者安返病房。术后常规给予脱水、止血、抗感染、控制血压、补液支持治疗。昏迷患者早期行气管切开及鼻饲肠道内营养，积极抗酸预防应激性溃疡。

术后复查头部 CT（图 6-3）示右侧基底节区见团片状稍低密度影，密度欠均匀，右侧额叶见斑片状低密度影，脑室系统稍扩大，其内密度欠均匀，可见引流管影，中线结构基本居中，额骨见钻孔影。

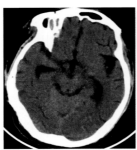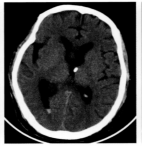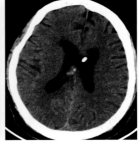

图 6-3　术后复查头部 CT

病例分析

本例患者以右侧基底节区出血破入脑室为主要表现，首先要明确出血的原因，是高血压脑出血、动脉瘤破裂出血还是烟雾病脑出血。①高血压脑出血：有长期高血压病史，突起发病，出血部位多位于基底节区，少有蛛网膜下腔出血，典型者表现为"三偏"症状。全脑血管造影、CTA 检查可以帮助鉴别。②动脉瘤破裂出血：患者平时一般无特殊不适。如有劳累等诱因，患者可突发头痛，头痛呈剧烈状，可伴有恶心、呕吐，甚至昏迷。头部 CT 可以发现蛛网膜下腔出血。全脑血管造影、CTA 检查可以明确。③烟雾病脑出血：在成人多表现为出血症状，可位于蛛网膜下腔或脑室内，脑血管造影可见颈内动脉狭窄或闭塞，脑底部密集的异常血管形成，如同烟雾状，可予以鉴别。

本例患者为右侧基底节区出血破入脑室，既往身体健康，无高血压级其他病史，暂不考虑高血压性脑出血，检查未发现有颈内动脉血管瘤，且发病部位不一致，结合病史，考虑患者烟雾病脑出血可能性大，待患者术后苏醒后完善脑血管造影，明确脑出血病因。

内镜下第三脑室造瘘术（endoscopic third ventriculostomy，ETV）介绍如下。

（1）适应证：第三脑室造瘘术主要适用于非交通性脑积水，因为第三脑室造瘘术成功有两个前提，患者的脑脊液吸收能力正常、蛛网膜下腔脑脊液循环通畅，所以选择不同病因的脑积水患者对手术结果产生直接的影响。成功的第三脑室造瘘术是指患者症状改善、颅内压降低、脑室有不同程度的缩小，无须再行分流术。

笔记

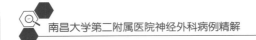

总体来说，阻塞性脑积水可以取得较满意的手术效果，而脑出血和感染等引起的非交通性脑积水手术效果尚不令人满意。

（2）优越性（与脑积水颅外分流术对比）：①第三脑室造瘘术没有分流管等异物植入，可以避免因分流装置导致颅内或腹腔感染，或分流管堵塞而使分流术失败。②采用第三脑室造瘘术，术后脑室内的脑脊液能直接流入脚间池而进入脑与脊髓的蛛网膜下腔内被吸收，因而比脑脊液颅外分流术更符合脑脊液循环正常生理状态，可以有效地维持颅内正常的压力平衡和脑脊液的生理功能。③第三脑室造瘘术的脑脊液流动速度均匀，不会出现因分流管虹吸导致的分流速度随体位改变而产生波动，不会产生脑脊液过度引流。④不受儿童生长发育的影响，避免多次换管手术的痛苦。⑤手术操作相对较简单，手术时间较短（一般40 min 左右）。总体来说第三脑室造瘘术的并发症发生率较分流术低，为 5% ～ 7%，包括术中静脉出血、基底动脉破裂、术后颅内出血、感染、短暂意识丧失或下丘脑功能低下，大多为一过性。

（3）解剖学与定位：①选择正确的颅骨钻孔位置是很重要的，为了使骨孔、Monroe 氏孔、造瘘口在一直线上，Kanner 认为骨孔位置应位于右侧冠状缝前 1 cm、中线旁开 3 cm。②立体定向有助于引导内镜以合适的角度进入侧脑室及 Monroe 氏孔，当内镜进入脑室内后，就可在直视下进行操作。某些由于颅内占位而导致解剖学改变的患者，或者由于颅内出血、感染导致脑脊液浑浊的患者，十分有必要在立体定向神经导航下操作。运用无框架神经导航系统的立体定向神经内窥镜，通过立体定向设计最理想的轨道，在立体定向的引导下和神经内窥镜的直视帮助下，精确定位于靶点且不影响周围重要的神经血管组织。术中利用微血管 Dopple 探头经内窥镜进行血管超声探测能对基底动脉和大脑后动脉进行术中实时定位（real-timeview）从而避免造瘘时损伤血管。这在血管走行变异，尤其在术中直视下无法清晰辨认第三脑室底部的解剖结构时显得尤其重要。③ Monroe 氏孔和造瘘口的识别：Monroe 氏孔的后界是侧脑室脉络膜丛，前界是穹隆柱，后内侧有脉络膜静脉、丘纹静脉和透明隔静脉的联合。神经内窥镜进入第三脑室，两个被抬高的乳头体前方最窄细的部分是粉红色，其边界是视交叉。造瘘口一般选择在漏斗隐窝与乳头体之间，呈半透明的、带蓝色的无血管薄膜是比较理想的穿刺部位；如果斜坡与乳头体间的间隙较为狭窄，造瘘口应在乳头体的正前方。

（4）并发症：总体来说第三脑室造瘘术的并发症发生率较分流术低，为 5% ～ 7%，包括术中静脉出血、基底动脉破裂、术后颅内出血、感染、短暂意识丧失或下丘脑功能低下，大多为一过性。其中最危险的并发症就是基底动脉及其分支破裂引起大出血。Walker 曾报道一例第三脑室造瘘术致大脑后动脉穿通破裂大出血，就是使用了不恰当的器械导致的。为避免动脉破裂大出血，必须根据第三脑室底的实际情况选用合适的造瘘方法。当第三脑室底膜较紧张、不易被推动时，钝性造瘘（如球囊导管等）是容易成功的；当第三脑室底膜较松弛或富有弹性时，锐性造瘘就可大显身手了。然而，诸如激光、电凝等具有致热效应的方法对第三脑室底下面的 Willis 环威胁太大。一旦造瘘过程中出现颅底血管大出血，应立即在直视下持续灌冲，并注入凝血酶以控制出血。待出血稳定后行血管造影以明确出血灶，再行开颅手术。术前进行全面的影像学检查（虚拟内镜、矢状位 MRI、血管造影等）可以筛选出施行第三脑室造瘘术较困难的患者，对于此类患者宜行分流手术。选择合适的患者可以降低并发症的发生率。

郭华教授点评

微侵袭神经外科是当今神经外科的发展趋势，而神经内窥镜手术的逐渐完善和成熟正是适应了这种要求。正确选择合适的脑积水患者、采用良好的手术器械、熟练掌握手术方法和操作技巧可以提高手术的安全性及有效性。第三脑室造瘘术作为一种新的手术方法，已成为非交通性脑积水的首选治疗手段，也可适用于脑室出血破入脑室的患者，如发生后期脑积水等并发症，采用传统内镜清除血肿还需再行第三脑室造瘘术，增加患者痛苦及经济压力，使用内镜后一次性打通第三脑室底，可减少一次手术。

参考文献

1. 赵重庆. 神经内镜清除血肿及第三脑室底造瘘治疗脑室出血的疗效分析. 中国实用神经疾病杂志，2019，22（2）：60-64.

2. 阮航，段发亮，罗明，等. 导航辅助内镜下手术治疗高血压性丘脑出血破入脑室. 中国临床神经外科杂志，2017，22（7）：491-492.

3. 邓星海，徐晓鹏，杨宝应. 神经内镜微创手术对高血压脑出血患者颅内血肿的清除效果及预后观察. 中国微侵袭神经外科杂志，2018，23（10）：31-32.

4. MORI R，YUKI I，KAJWARA I，et al. Hybrid operating room for combined neuroendovascular and endoscopic treatment of ruptured cerebral aneurysms with intraventricular hemorrhage. World Neurosurg，2016，89：727.

5. 邹文辉，黄垂学，王同钰，等. 神经内镜下经额与经颞入路微创治疗基底节脑出血的疗效观察. 广西医科大学学报，2019，36（8）：1353-1356.

6. 陈荣彬，魏嘉良，董艳，等. 开颅血肿清除联合脑室外引流治疗高血压脑出血破入脑室的疗效. 第二军医大学学报，2017，38（4）：515-519.

7. SIOMIN V，CINALLI G，GROTENHUIS A，et al. Endoscopic third ventriculostomy in patients with cerebrospinal fluid infection and/or hemorrhage. J Neurosurg，2002，97（3）：519-524.

007 神经内镜手术治疗高血压脑出血

病历摘要

患者，男性，57 岁，主诉"突发右侧肢体无力伴言语不清 1 天"。

[现病史] 患者 1 天前出现右侧肢体无力，言语含糊，无头晕、头痛，无恶心、呕吐，无视物旋转，于当地医院行头部 CT 示脑出血，转入我院，急诊行头部 CT+CTA 检查。

[既往史] 高血压病史，自服药物控制，服药不规律；2 型糖尿病病史，自服药物控制，控制可；否认其他系统疾病病史，否认吸烟史，否认家族史及遗传病史。

[入院查体] 体温 36.7 ℃，脉搏 88 次 / 分，呼吸 19 次 / 分，血压 146/100 mmHg，神志模糊，呼唤睁眼，只能发音，刺痛能定位，GCS 评分 10 分，双侧瞳孔等大等圆，对光反射迟钝，颈软，无抵抗，四肢肌张力正常，右侧肢体肌力 I 级，左侧肢体肌力 IV 级，双侧膝腱反射对称引出，生理反射存在，双侧病理征阴性，脑膜刺激征阴性。

[实验室检查] 血常规、肝功能、肾功能、电解质、凝血功能正常。

[辅助检查] 头部 CT、CTA（图 7-1）示左侧基底节区出血、破入脑室；蛛网膜下腔少量积血可能。右侧颈内动脉末端动脉瘤；左侧颈内动脉海绵窦段粥样硬化改变；Willis 环变异。胸部 CT 示左肺上叶感染，结核可能，请结合临床；两肺散在纤维条索、增生灶，随访；肺气肿；两侧胸膜肥厚。

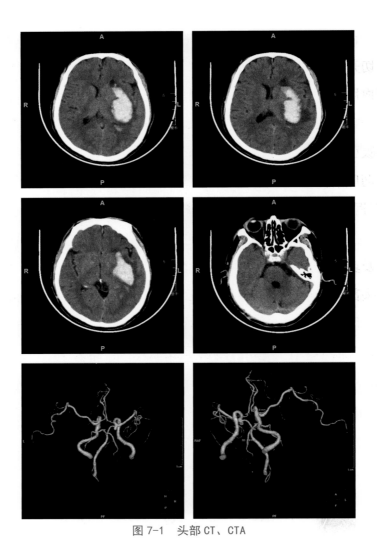

图 7-1　头部 CT、CTA

[术前诊断]　①左基底节出血；②蛛网膜下腔出血；③右侧颈内动脉末端动脉瘤；④肺部感染；⑤高血压 1 级；⑥ 2 型糖尿病。

[治疗]　患者入院后完善术前检查，急诊在全身麻醉下行神经内镜下脑内血肿清除术。手术方法：在全身麻醉气管插管下进行，以 CT 扫描血肿最厚层面为中心，取长约 4 cm 纵行皮肤切口，逐层切开，止血后用乳突牵开器牵开。铣刀铣开直径约 3 cm 大小骨

窗，"十"字剪开硬脑膜，脑穿刺针穿刺定位血肿方向及深度后，电凝切开薄层脑皮质层约 1 cm，平行矢状面且垂直双耳孔连线，穿刺血肿腔，抽吸见血肿即穿刺成功，缓慢轻柔放置套筒。准备好神经内镜工作通道后，用长 18 cm、直径 4 mm 的观察镜（STORZ）配合吸引器仔细清除余下的大部分血肿。在内镜照明和直视下将血肿彻底清除并找到活动出血点予以止血。血肿腔内壁覆止血纱布，根据血肿清除及渗血情况酌情放置引流管。术后常规给予脱水、止血、抗感染、控制血压、补液支持治疗。昏迷患者早期行气管切开及鼻饲肠道内营养，积极抗酸预防应激性溃疡。术后第 1 天复查头部 CT（图 7-2）示脑出血术后，左侧基底节见斑点样高密度影，周围见片状低密度影，术区见少许积气影，左侧脑室系统受压，左侧顶骨术后形态，周围及额顶部颅骨内板下亦见少许积气。

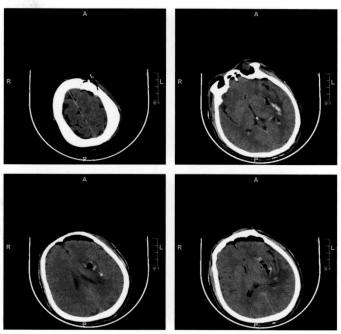

图 7-2　复查头部 CT

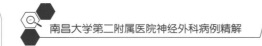
病例分析

患者为中年男性，既往有高血压、糖尿病病史。以突发右侧肢体无力伴言语不清为主要表现。查体：神志模糊，呼唤睁眼，只能发音，刺痛能定位，GCS评分10分，双侧瞳孔等大等圆，对光反射迟钝，颈软，无抵抗，四肢肌张力正常，右侧肢体肌力Ⅰ级，左侧肢体肌力Ⅳ级，双侧膝腱反射对称引出，生理反射存在，双侧病理征阴性，脑膜刺激征阴性。实验室检查：血常规、肝功能、肾功能、电解质、凝血功能正常。头部CT及CTA：左侧基底节区出血、破入脑室；蛛网膜下腔少量积血可能。右侧颈内动脉末端动脉瘤；左侧颈内动脉海绵窦段粥样硬化改变；Willis环变异。

诊疗思路：本例患者以左侧基底节区脑出血为主要表现，首先要明确出血的原因是高血压脑出血、动脉瘤破裂出血还是烟雾病脑出血。①高血压脑出血：长期高血压病史。突起发病，出血部位多位于基底节区，少有蛛网膜下腔出血，典型者表现为"三偏"症状。全脑血管造影、CTA检查可以帮助鉴别。②动脉瘤破裂出血：患者平时一般无特殊不适。如存在劳累等诱因，患者可突发头痛，头痛呈剧烈状，可伴有恶心、呕吐。甚至昏迷。头部CT可以发现蛛网下隙出血。全脑血管造影、CTA检查可以明确。③烟雾病脑出血：在成人多表现为出血症状，可位于蛛网膜下腔或脑室内，脑血管造影可见颈内动脉狭窄或闭塞，脑底部密集的异常血管形成，如同烟雾状，可予以鉴别。

本例患者为左侧基底节区出血，头部CTA未发现烟雾血管，暂不考虑，发现有右侧颈内动脉血管瘤，与发病部位不一致，结合患者病史，考虑高血压脑出血可能性最大。

笔记

脑出血（intracerebral hemorrhage，ICH）是神经内外科最常见的难治性疾病之一，亚洲国家 ICH 占脑卒中患者的 25% ～ 55%，而欧美国家 ICH 仅占脑卒中患者的 10% ～ 15%。ICH 患者 1 个月死亡率高达 35% ～ 52%，6 个月末仍有 80% 左右的存活患者遗留残疾，是我国居民死亡和残疾的主要原因之一。规范 ICH 的诊断标准和治疗技术有利于降低其死亡率和致残率。脑出血的危险因素及病因以高血压、脑血管淀粉样变性（cerebral amyloid angiopathy，CAA）、脑动静脉畸形、脑动脉瘤、肿瘤卒中、凝血功能障碍等多见。目前国际上尚无公认的分类，欧洲将 ICH 分为原发性脑出血、继发性脑出血和原因不明性脑出血；美国有学者将 ICH 命名为非动脉瘤性、非动静脉畸形性、非肿瘤性自发性脑出血。原发性脑出血与继发性脑出血的分类目前得到较多认可。继发性脑出血一般指有明确病因的脑出血，多由脑动静脉畸形、脑动脉瘤、使用抗凝药物、溶栓治疗、抗血小板治疗、凝血功能障碍、脑肿瘤、脑血管炎、硬脑膜动静脉瘘、烟雾病、静脉窦血栓形成等引起，占 ICH 的 15% ～ 20%。原发性脑出血指无明确病因的脑出血，多数合并有高血压。在我国，虽未进行大样本流行病学调查，但就现有文献资料分析，原发性脑出血合并高血压者可高达 70% ～ 80%，所以我国一直沿用"高血压脑出血"命名。而在国外医学文献中，多将该病统称为脑出血或自发性脑出血，约占所有 ICH 的 80% ～ 85%。

辅助检查包括：①影像学检查。影像学检查是诊断 ICH 的重要方法，主要包括头部 CT、MRI 和脑血管造影等。CT 及 MRI 能够反映出血的部位、出血量、波及范围及血肿周围脑组织情况。CT 扫描使用广泛，ICH 在 CT 上表现为高密度影，是诊断脑卒

笔记

中首选的影像学检查方法。可根据多田公式粗略计算血肿体积，血肿体积 T（mL）＝π/6×L×S×Slice，式中 L 为血肿的长轴，S 为短轴，Slice 为所含血肿层面的厚度（cm），目前有相关软件可根据 CT 图像精确计算血肿体积。多模式 CT 扫描包括 CT 脑灌注成像（CTP）和增强 CT。CTP 能够反映 ICH 后脑组织的血供变化，可了解血肿周边血流灌注情况。增强 CT 扫描发现造影剂外溢是提示患者血肿扩大风险较高的重要证据。ICH 在 MRI 上的表现较复杂，根据血肿发生的时间长短而有所不同，超急性期（0～2 h），血肿为 T_1 低信号，T_2 高信号，与脑梗死不易区别；急性期（2～72 h）：T_1 等信号，T_2 低信号；亚急性期（3天～3周），T_1、T_2 均呈高信号；慢性期（＞3 周），T_1 低信号、T_2 高信号。MRI 在发现慢性出血及脑血管畸形方面优于 CT。但 MRI 耗时较长、费用较高、一般不作为 ICH 的首选影像学检查。多模式 MRI 扫描：包括弥散加权成像（DWI）、灌注加权成像（PWI）、水抑制成像（FLAIR）、梯度回波序列（GRE）和磁敏感加权成像（SWI）等，它们能够为 ICH 提供更多附加信息。如 SWI 对早期 ICH 及微出血较敏感。②脑血管检查。脑血管检查有助于了解 ICH 病因和排除继发性脑出血，指导制定治疗方案。常用检查包括 CTA、MRA、CTV、全脑血管造影（DSA）等。CTA、MRA、CTV 及 MRV 是快速、无创性评价颅内外动脉血管、静脉血管及静脉窦的常用方法，可用于筛查可能存在的脑血管畸形、动脉瘤、动静脉瘘等继发性脑出血，但阴性结果不能完全排除继发病变的存在。DSA 能清晰显示脑血管各级分支，可以明确有无动脉瘤、动静脉畸形及其他脑血管病变，并可清楚显示病变位置、大小、形态及分布，目前仍是血管病变检查的重要方法和金标准。③实验室检查。

对疑似ICH患者都应进行常规的实验室检查以排除相关系统疾病，协助查找病因。最好同时完成各项手术前检查，为一旦需要的紧急手术做好准备工作，包括血常规、血生化、凝血常规、血型及输血前全套检查、心电图及胸部X线等检查，部分患者还可选择毒理学筛查、动脉血气分析等检查。

根据突然发病、剧烈头痛、呕吐、出现神经功能障碍等临床症状与体征，结合CT等影像学检查，ICH一般不难诊断。但原发性脑出血、特别是高血压脑出血的诊断并无金标准，一定要排除各种继发性脑出血疾病，避免误诊，做出最后诊断需达到以下全部标准：①有确切的高血压病史；②典型的出血部位（包括基底节区、脑室、丘脑、脑干、小脑半球）；③ DSA/CTA/MRA排除继发性脑血管病；④早期（72小时内）或晚期（血肿消失3周后）增强MRI检查排除脑肿瘤或海绵状血管畸形等疾病；⑤排除各种凝血功能障碍性疾病。

治疗包括如下。

1. 内科治疗。ICH患者在发病的最初数天内病情往往不稳定，应常规持续生命体征监测（包括血压监测、心电监测、氧饱和度监测）和定时神经系统评估，密切观察病情及血肿变化，定时复查头部CT，尤其是发病3小时内行首次头部CT检查的患者，应于发病后8小时，最迟24小时内再次复查头部CT。ICH治疗的首要原则是保持安静，稳定血压，防止继续出血，根据情况，适当降低颅内压，防治脑水肿，维持水电解质、血糖、体温平衡；同时加强呼吸道管理及护理，预防及治疗各种颅内及全身并发症。

（1）控制血压。急性脑出血患者常伴有明显血压升高，且血压升高的幅度通常超过缺血性脑卒中患者，这增加了ICH患者残

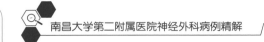

疾、死亡等风险。急性脑出血抗高血压研究（ATACH）和急性脑出血积极降压治疗研究（INTERACT、INTERACT-2）三项研究为 ICH 患者早期降压提供了重要依据。研究显示将收缩压控制在 140 mmHg 以下可以降低血肿扩大的发生率而不增加不良反应事件，但对 3 个月的病死率和致残率没有明显改善。脑出血早期以及血肿清除术后应立即使用药物迅速控制血压，但也要避免长期严重高血压患者血压下降过快、过低可能产生的脑血流量减少。如因库欣（Cushing）反应或中枢性原因引起的异常血压升高，则要针对病因进行治疗，不宜单纯盲目降压。常用静脉降压药物：尼卡地平、乌拉地尔、硝酸甘油等。常用口服降压药物：长效钙通道阻滞剂、血管紧张素 Ⅱ 受体阻滞剂、β_1 肾上腺素能受体阻滞剂等。

（2）降低颅内压，控制脑水肿。抬高床头约 30°，头位于中线上，以增加颈静脉回流，降低颅内压。对行气管插管或其他类似操作的患者，需静脉应用镇静剂。镇静剂应逐渐加量，尽可能减少疼痛或躁动引起颅内压升高。常用的镇静药物：丙泊酚、依托咪酯、咪达唑仑等。镇痛药有：吗啡、阿芬太尼等。药物治疗：若患者具有颅内压增高的临床或影像学表现，和（或）实测 ICP > 20 mmHg，可应用脱水剂，如 20% 甘露醇 [1 ～ 3 g/（kg · d）]、甘油果糖、高渗盐水、白蛋白、利尿剂等，应用上述药物均应监测肾功能、电解质，维持内环境稳定；必要时可行颅内压监护。

（3）血糖管理。无论既往是否有糖尿病，入院时的高血糖均预示 ICH 患者的死亡和转归不良风险增高。然而，低血糖可导致脑缺血性损伤及脑水肿，故也需及时纠正。因此应监测血糖，将血糖控制在正常范围内。

（4）止血药。出血 8 小时内可以适当应用止血药预防血肿扩大，使用一般不超过 48 小时。对于凝血功能正常的患者，一般不建议常规使用止血药。

（5）抗血管痉挛治疗。对于合并蛛网膜下腔出血的患者，可以使用钙离子通道拮抗剂（尼莫地平）。

（6）激素治疗。尚有争议。高血压脑出血患者激素治疗无明显益处，且出现并发症的风险增加（如感染、消化道出血和高血糖等）。如果影像学表现有明显水肿亦可考虑短期激素治疗，可选用甲强龙、地塞米松或氢化可的松。

（7）呼吸道管理。若有严重意识障碍、排痰不良或肺部感染者，可考虑气管插管或尽早气管切开，促排痰防治肺部感染。怀疑肺部感染患者，应早期行痰培养及药敏试验，选用有效抗生素治疗。

（8）神经保护剂。脑出血后是否使用神经保护剂尚存在争议，有临床报道显示神经保护剂是安全、可耐受的，对临床预后有改善作用。

（9）体温控制。一般控制体温在正常范围，尚无确切的证据支持低温治疗。

（10）预防应激性溃疡。脑出血早期可使用质子泵抑制剂预防应激性溃疡。

（11）维持水和电解质平衡。定期检查血生化，监测及纠正电解质紊乱。

（12）抗癫痫治疗。若出现临床痫性发作，应进行抗癫痫药物治疗。无发作者是否用药预防癫痫尚无定论。不少外科医师主张对幕上较大血肿或幕上手术后患者进行预防癫痫治疗。

（13）下肢深静脉血栓和肺栓塞的预防。ICH 患者发生深静脉血栓形成和肺栓塞的风险较高，应鼓励患者尽早活动、腿抬高；尽可能避免穿刺下肢静脉输液，特别是瘫痪侧肢体；可联合使用弹力袜和间歇性空气压缩装置预防下肢深静脉血栓及相关栓塞事件。

2. 外科治疗。外科治疗 ICH 在国际上尚无公认的结论，我国目前外科治疗的主要目标在于及时清除血肿、解除脑压迫、缓解严重颅内高压及脑疝、挽救患者生命，并尽可能降低由血肿压迫导致的继发性脑损伤和残废。

2.1 基底节区出血。有下列表现之一者，可考虑紧急手术：①颞叶钩回疝；② CT、MRI 等影像学检查有明显颅内压升高的表现（中线结构移位超过 5 mm；③同侧侧脑室受压闭塞超过 1/2；④同侧脑池、脑沟模糊或消失）；⑤实际测量 ICP > 25 mmHg。

（1）手术方式。①骨瓣开颅血肿清除术：一般做病变侧颞瓣或额颞瓣开颅，经颞中回或侧裂入路，在无血管或少血管区域用脑针穿刺，到达血肿腔，抽吸证实为陈旧性血液或血凝块后，将颞中回或岛叶皮质切开或分离约 0.5 ～ 1.0 cm，用脑压板边探查边分离进入血肿腔，根据出血时间和血肿硬度，用小到中号吸引器轻柔抽吸血肿，个别血肿较韧难以吸出者，可用超声碎吸或肿瘤镊夹取血肿。彻底清除血肿后检查血肿腔，若有活动性动脉出血可用弱电凝准确烧灼止血，一般渗血用止血材料及脑棉压迫止血即可,确定血肿全部或基本清除且颅内压下降满意后,还纳骨瓣,逐层关颅结束手术。如果术中脑组织水肿肿胀明显，清除血肿后颅内压下降不满意，可适当扩大骨窗范围并行去骨瓣减压。骨瓣开颅虽然对头皮颅骨创伤稍大，但可在直视下彻底清除血肿，止血可靠，减压迅速，还可根据患者的病情及术中颅内压变化决定是否行去骨瓣减压，是较为常用和经典的手术入路。②小骨窗开颅血肿清除术：小骨窗开颅对头皮颅骨损伤小，手术步骤相对简便，可迅速清除血肿，直视下止血也较满意。于患者颞骨上做平行于外侧裂投影线的皮肤切口，长约4～5 cm，在颞骨上钻孔1～2个，用铣刀铣成直径3 cm左右游离骨瓣，硬脑膜"十"字切开。在颞上回或颞中回脑针穿刺，确定血肿部位后作脑皮质切口，切口长约1 cm，用小号脑压板逐渐向深部分离进入血肿腔，轻柔吸除血肿。彻底止血且确认脑压不高，脑血管搏动良好后，缝合硬脑膜，固定颅骨骨瓣，逐层缝合头皮。③神经内镜血肿清除术：采用硬质镜与立体定向技术相结合来清除血肿。在CT或B超定位下穿刺血肿腔，在不损伤血管壁、周围脑组织及不引起新的出血的前提下尽可能清除血肿，但不必强求彻底清除，以免引起新的出血，达到减压目的即可，然后放置引流管做外引流，如遇有小动脉出血，可以通过内镜的工作道用高频射频凝固止血。④立体定向骨孔血肿抽吸术（改良锥颅术）：根据CT定位血肿部位，采用立体定向头架定位或标尺定位，避开重要血管和功能区，选择局部浸润麻醉，小直切口（2 cm）切开头皮，钻孔后切开硬脑膜，在直视下运用一次性颅内血肿粉碎穿刺针或普通吸引器等器械穿刺血肿，首次抽吸血肿量不作限制，应以减压为目的，血肿腔留置引流通道或引流管持续引流3～5天。

　　无论采用何种入路和术式，都要避免或尽量减少手术对脑组织造成的新的损伤，应遵循以下注意事项：①尽量显微镜下精细操作；②要特别注意保护脑组织、侧裂静脉、大脑中动脉及其分支及未破裂出血的豆纹动脉；③脑皮质切口一般不超过2 cm，保持无牵拉或轻牵拉操作，牵拉力度保持在40 mmHg以内；④轻吸

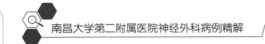

引、弱电凝，保持在血肿腔内操作，避免损伤血肿周围的脑组织和血管。

（2）术后处理。

1）血压控制。同内科治疗。

2）感染控制。颅内感染多与侵袭性操作有关（手术、钻孔、腰穿等），一般术后3天左右为高发期，症状多为头痛、持续性高热，脑膜刺激征阳性等，腰穿或引流管内脑脊液细胞学检查和细菌培养可以证实。治疗可遵循以下原则：①选择有效及敏感抗生素；②腰穿或腰池穿刺置管引流脑脊液；③提高免疫力治疗（主动或被动免疫治疗）；④控制体温，预防继发性损伤。肺部感染：脑出血后意识不清患者，肺部感染发生率较高，应注意肺部感染控制与呼吸道管理，昏迷患者应考虑气管插管或气管切开；保持呼吸道通畅，防治肺部感染；怀疑肺部感染患者，早期痰培养及药敏试验；运用敏感有效抗生素治疗；加强全身营养支持；重视呼吸道管理，有效排痰，口腔护理，有呼吸功能障碍，氧饱和度下降者，尽早呼吸机支持。

3）体温控制。体温升高原因：①颅内血肿刺激：脑室内出血、蛛网膜下腔出血；②感染：全身及颅内、肺部等各部位器官感染；③中枢性高热：脑干丘脑出血或脑疝后，体温中枢功能紊乱。降温措施包括治疗感染、物理降温及亚低温治疗。降温目标是将体温控制在正常范围，尽量不低于35℃，但不推荐长时间运用亚低温治疗。

4）内环境稳定。维持内环境稳定，及时纠正电解质紊乱，控制随机血糖低于11.1 mmol/L。

5）营养支持。高血压脑出血患者术后营养支持的适应证：

①术前营养不良患者术后需给予营养支持；②部分患者术后胃肠功能恢复缓慢，2～3天内不能恢复正常饮食者；③手术创伤大，患者恢复较缓，短期内不能恢复正常饮食者。但并不是每一例术后患者都需要进行营养支持，1周内能恢复60%左右饮食的患者或无营养不良患者，一般不需要营养支持。对于慢性呼吸、肾或肝功能障碍或老年患者，除非有重度营养不良也不需要术后给予营养支持。术后营养支持原则上以经肠营养为首选，也可以肠外营养与经肠内营养交替应用或同时应用。营养支持量根据体重计算每日热量25～30 kcal/kg，若合并感染高热者应酌情增加能量供给量。

6）术后再出血或脑梗死。术后再出血或脑梗死的判断：发生以下情况应高度怀疑术后再出血或脑梗死，需及时复查CT。①意识障碍加深；②瞳孔变化不等大或双侧瞳孔散大，特别是手术侧瞳孔散大，常提示颅内压升高及脑疝可能；③血压升高或Cushing反应；④一侧肢体活动差或肌力下降，痛刺激反应减退；⑤颅内压监测显示颅内压升高。

7）其他并发症处理。同内科治疗。

2.2 丘脑出血。外科手术指征：同基底节区脑出血。手术方法：各种血肿清除手术：参照基底节区脑出血。脑室钻孔外引流术，适用于丘脑出血破入脑室，丘脑实质血肿较小，但发生梗阻性脑积水并继发颅内高压患者，一般行侧脑室额角钻孔外引流术。手术要点及术后处理：参照基底节区血。

2.3 脑叶出血。参照基底节区脑出血。

2.4 脑室出血。外科治疗适应证：①少量到中等量出血，患者意识清楚，GCS评分＞8分，无梗阻性脑积水，可保守治疗或行

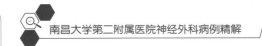
腰池持续外引流。②血量较大，超过侧脑室50%，GCS评分＜8分，合并梗阻性脑积水者，行脑室钻孔外引流。③出血量大，超过侧脑室容积75%甚至脑室铸型，GCS评分＜8分，明显颅内高压者，需开颅手术直接清除脑室内血肿。手术要点及术后处理：参照基底节区出血。

2.5 小脑出血。外科手术指征：①血肿超过10 mL，四脑室受压或完全闭塞，有明显占位效应及颅内高压。②脑疝患者。③合并明显梗阻性脑积水。④实际测量颅内压＜25 mmHg。手术方法：幕下正中或旁正中入路，骨瓣开颅血肿清除术。手术要点及术后处理：参照基底节区脑出血。

2.6 脑干出血。严重脑干出血保守治疗患者死亡率及致残率很高，国内有报告显示，手术治疗有助于降低死亡率。但其手术指征、术式及疗效等有待进一步研究和总结。

专家点评

高血压脑出血发病急，进展快，患者死亡率高。病理变化主要是发病后导致颅内出现了血肿，并且出血后局部血管释放了活性物质，会导致脑血管以及周边出现缺血现象和变性坏死现象。对于高血压脑出血，及早采取措施、清除血块是降低致残率、死亡率的关键手段。在治疗高血压脑出血的手术方式中，常规的开颅手术清除血肿有一定的优势，主要是能够通过肉眼直接看到坏死和血块部分，并能够更加直观的进行止血处理，从而达到颅内减压的效果。但由于高血压脑出血患者多数为老年患者，这些患者经常会合并心脏、肝、肾等方面的疾病，因此在手术过程中会出现不耐受性，无法完全承受开颅手术所带来的风险。相关资料显示，开颅手术后患者死亡率达到 28% ～ 48%。神经内镜是在近年来兴起的一种全新的技术，在手术方面有明显的优点，不仅在手术中对组织的创伤比较小，同时，有着可视性特点，能避免在手术中的盲目性。同时也能有效缩短手术时间、住院时间，利于患者术后康复。

参考文献

1. FENG Y，HE J，LIU B，et al. Endoscope-assisted keyhole technique for hypertensive cerebral hemorrhage in elderly patients：a randomized controlled study in 184 patients. Turk Neurosurg，2016，26（1）：84-89.

2. CORDEIRO M F，HORN A P. Stem cell therapy in intracerebral hemorrhage rat model. World J Stem Cells，2015，7（3）：618-629.

3. RENNERT R C，SIGNORELLI J W，ABRAHAM P，et al. Minimally invasive treatment of intracerebral hemorrhage. Expert Rev Neurother，2015，15（8）：919-933.

4. ASHOUR A M，ELBABAA S K，CAPUTY A J，et al. Navigation-guided endoscopic intraventricular injectable tumor model：cadaveric tumor resection model for neurosurgical training. World Neurosurg，2016，96：261-266.

5. 杜波，彭玉平. 神经内镜在颅内血肿清除中的应用进展. 中华神经医学杂志，2015，14（2）：208-210.

6. 王浩，胡深，冯诣，等. 小型高血压性脑出血精准清除术与保守治疗的前瞻性对照研究. 中华神经医学杂志，2016，15（7）：669- 673.

7. VERBURG N，BAAYEN J C，IDEMA S，et al. In vivo accuracy of a frameless stereotactic drilling technique for diagnostic biopsies and stereoelectroencephalography depth electrodes. World Neurosurg，2016，87：392-398.

008 大脑中动脉 M1 段巨大动脉瘤治疗

病历摘要

患者，女性，57岁，因"头痛、头晕3年"入院。

[现病史]　患者自诉于3年前出现无明显诱因头晕，偶感头痛，无呼吸困难、胸闷等不适，无流涎，无四肢抽搐，期间未行特殊治疗，今患者及家属为进一步治疗来我院就诊，门诊拟"头晕待查"收入住院，患者自入院以来，神志清楚，精神、睡眠、饮食可，大小便正常，体重无明显变化。

[既往史]　患者既往身体一般。否认高血压、糖尿病、冠心病、肾病、肝炎、结核及其他疾病病史。否认手术、外伤及输血史。否认药物、食物过敏史。

[入院查体]　意识清楚，自动睁眼，回答正确，按吩咐动作，GCS 评分 15 分（E4V5M6）。眼底无水肿，视乳头境界清楚。双侧瞳孔等大等圆，对光反射存在。双眼球中位。无眼震。角膜反射双侧存在。眼裂对称，鼻唇沟对称，口角无歪斜。肢体自发性运动双侧无明显差别，疼痛刺激双侧肢体反应对称。四肢肌力对称Ⅴ级，肌张力双侧正常。

[实验室检查]　血常规、小生化、电解质等、检查基本正常。

[辅助检查]　当地医院 CTA：颅内巨大动脉瘤（图 8-1）。2018 年 4 月 26 日于我院急诊在局麻下行脑血管造影术，术中造影：右侧大脑中动脉 M1 段见一个巨大动脉瘤，直径约 2.5 cm。

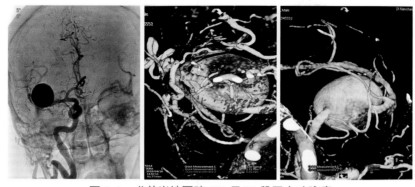

图 8-1 术前当地医院 CTA 示 M1 段巨大动脉瘤

[术前诊断] 右侧大脑中动脉动脉瘤。

[治疗] 入院后完善相关检查，无明显手术禁忌证，术前准备完善，于 2018 年 5 月 3 日在全麻下行颅内动脉瘤栓塞术，手术过程顺利，术后给予口服阿司匹林肠溶片及硫酸氢氯吡格雷片抗血小板聚集，脱水降压，护胃，营养脑神经、预防癫痫，补充电解质等对症治疗。复查头部 CT 示颅内动脉瘤术后，右枕叶梗死灶。两肺散在慢性条索灶，左肺上叶钙化结节。完善相关检验检查，术后患者康复出院。术后 6 个月随诊复查脑血管造影见图 8-2。

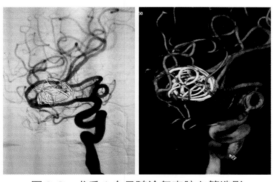

图 8-2 术后 6 个月随诊复查脑血管造影

笔记

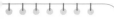 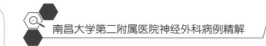
病例分析

患者为 57 岁女性，既往史无特殊，以头晕、头痛为主要症状，体检无特殊情况，当地医院影像学提示颅内巨大动脉瘤。

诊疗思路：第一，该患者为大脑中动脉动脉瘤，未破且动脉瘤体积较大，不适宜行颅内动脉瘤夹闭术；第二，患者及家属倾向于行介入手术；第三，行脑血管 DSA 检查，评估介入治疗风险，三维重建选择合适工作角度，测量动脉瘤、瘤颈与载瘤动脉直径，根据动脉瘤大小和载瘤动脉直径选择合适的弹簧圈及支架，本病例可首选采取颅内动脉瘤栓塞术。

手术方案介绍如下。

① 治疗方案：Pipeline+Coil；② Marksman 远端位点：M2；③ Pipeline ™远端释放预计区域：M2。

预计难点：① 血管极度迂曲，入路如何顺利建立？② 微导管如何跨越巨大动脉瘤瘤颈？

解决方案：5F 125 Navien 上高，提供足够的支撑力及入路。

手术步骤如下。

第 1 步：术前测量载瘤动脉及动脉瘤的数据；第 2 步：入路的建立；第 3 步：弹簧圈栓塞；第 4 步：植入 Pipeline Flex；第 5 步：术后造影；第 6 步：术后随访。

入路材料：Marksman 150；Navien 5F 125；8F 导引导管；导丝（① Traxcess 0.014 可接 300 cm；② Transend 0.014）；弹簧圈微导管（Echelon 10）。

治疗方案总结如下。

PED 治疗大脑中动脉 M1 段动脉瘤是安全有效的。血管极度迁曲情况下：①交换技术建立 Marksman 的入路系统也是可行的；②可以通过除去 Y 阀，增加通路长度，灵活运用各种方法去跨越巨大动脉瘤的瘤颈。

朱健明教授点评

　　大脑中动脉动脉瘤为颅内常见动脉瘤，其中约 80% 为大脑中动脉分叉处动脉瘤，对大脑中动脉动脉瘤治疗方式的选择仍存在争议。我们认为开颅手术或血管内介入栓塞皆可应用，需根据动脉瘤形态、动脉瘤与载瘤动脉关系、患者年龄、伴随疾病、是否合并颅内血肿及患者经济条件，还有术者经验和医院医疗条件等选择治疗方式。过去由于介入材料和技术的限制，对大部分大脑中动脉动脉瘤本治疗团队都首选开颅夹闭的手术方式。随着支架辅助栓塞技术的进步，现在已经可以更多地考虑对大脑中动脉动脉瘤行介入栓塞术处理。未破裂且介入意愿大的动脉瘤患者可选介入治疗；破裂出血较多形成大的血肿，需行血肿清除的患者选择开颅手术。鉴于该病例有以下特点：①未破巨大动脉瘤；②患者及家属介入意愿强烈；③患者能承担得起相关费用；④开颅夹闭困难较大。因此考虑行血管内栓塞治疗。手术前，必须先行脑血管 DSA 评估介入治疗风险，三维重建选择合适操作角度，测量动脉瘤、瘤颈与载瘤动脉直径，根据动脉瘤大小和载瘤动脉直径选择合适的弹簧圈及支架；术前、术后都应予以口服阿司匹林及硫酸氢氯吡格雷片预防血栓形成，术中应全身肝素化；同时，予以尼莫地平预防血管痉挛也必不可少。术后应密切关注患者生命体征，定期完善相关检查，术后应定期随诊复查。

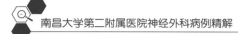
　　结合本病例，对未破大脑中动脉动脉瘤病例实施介入栓塞治疗也是一种安全有效可行的治疗方法。术前 3D-DSA 检查，获得三维重建图像，从多个角度进行分析，选择合适的病例是进行介入治疗的首要问题。相信随着介入技术的提高和介入材料的发展，一定会有更多的大脑中动脉动脉瘤病例适合介入治疗。

参考文献

1. HARRIGAN M R，DEVEIKIS J P. 脑血管疾病与神经介入技术. 郑宇，张鸿祺，译. 北京：人民卫生出版社，2011.

2. 黄清海，刘建民，杨鹏飞，等. 支架后释放技术在颅内宽颈动脉瘤栓塞治疗中的应用. 中华脑血管病杂志，2009，3（5）：208-213.

3. 姚军，苏万东，刘明，等. 大脑中动脉分叉部动脉瘤的血管内治疗. 中国修复重建外科杂志，2012，26（7）：823-826.

4. 陈立朝，许民辉，杨东虹，等. 球囊辅助弹簧圈栓塞治疗颅内宽颈动脉瘤. 中国微侵袭神经外科杂志，2009，14（12）：543-545.

5. 王君升，王智. 大脑中动脉瘤的治疗现状和研究进展. 中国微侵袭神经外科杂志，2012，17（11）：520-522.

6. 张扬，高歌，晁迎九，等. 大脑中动脉分叉处动脉瘤的血管内治疗临床分析. 中国微侵袭神经外科杂志，2015，20（10）：458-459.

7. 文立利，张鑫，张庆荣，等. 大脑中动脉瘤的血管内栓塞及预后. 中国脑血管病杂志，2016，13（2）：57-61.

8. 马朝晖，李贵福，罗望池. 大脑中动脉分叉部动脉瘤的影像学特征与术式选择. 中国微侵袭神经外科杂志，2012，17（3）：117-118.

9. 郗福忠，马光涛，王玖飞，等. 大脑中动脉分叉部动脉瘤的血管内介入治疗. 介入放射学杂志，2014，23（8）：655-657.

10. LIU P，LV X L，LI Y，et al. Stent-assisted coiling of ruptured wide-necked intracranial aneurysms：a singlecenter experience of 218 consecutive patients. Neurol India，2016，64 Suppl：S70-S77.

11. KADKHODAYAN Y，ALMANDOZ J E，FEASE J L，et al. Endovascular treatment

of 346 middle cerebral artery aneurysms：result of a 16-years single center experience. Neurosurg，2015，76（1）：54-60.

12. 杨鹏飞，刘建民，洪波，等 . 支架半释放技术辅助栓塞颅内复杂动脉瘤 . 介入放射学杂志，2009，18（10）：723-726.

13. BLCAKBURN S L，ABDELAZIM A M，CUTLER A B，et al. Endovascular and surgical treatment of unruptured MCA aneurysms：meta-analysis and review of the literature. Stroke Res Treat，2014，2014：348147.

14. GORY B，KLISCH J，BONAFE A，et al. Solitaire AB stentassistedcoiling of wide-necked intracranialaneurysms：short-termresultsfrom a prospective，consecutive，European multicentric study. Neuroradiol，2013，55（11）：1373-1378.

15. JEOAG H W，SEUNG W B. Outcomes of stent-assisted coil embolization of wide-necked intracranial aneurysms using the solitaire AB neurovascular remodeling device. J Cerebrovasc Endovasc Neurosurg，2015，17（4）：301-312.

009 脑血管畸形介入栓塞治疗

病历摘要

患者，女性，20岁，因"突发晕厥伴神志不清7小时"入院。

[现病史] 患者家属诉患者于7小时前出现晕厥伴神志不清，伴呕吐，呕吐物为胃内容物，于我院行头部CT检查示脑室出血。入院行头部CTA提示左侧顶叶脑血管畸形。我科会诊后，拟"脑血管畸形伴出血"收住入院。患者入院以来，精神、食欲欠佳，小便正常，大便未解，体重无明显变化。

[既往史] 患者既往身体一般。否认高血压、糖尿病、冠心病、肾病、肝炎、结核及其他疾病病史。否认手术、外伤及输血史。否认药物、食物过敏史。

[入院查体] 嗜睡，GCS评分13分（E3V4M6）。双侧瞳孔等大等圆，对光反射存在。角膜反射双侧存在。肢体自发性运动双侧无明显差别，四肢肌力对称V级，肌张力双侧正常。脑膜刺激征：颈抵抗，Kernig征阳性，Brudzinski征阳性。

[辅助检查] 我院头部CT及CTA：脑室出血，左侧顶叶血管畸形（图9-1、图9-2）。

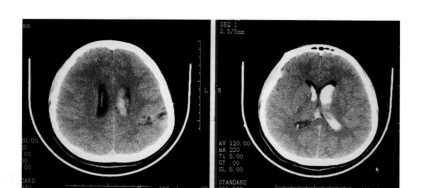

图 9-1　术前头部 CT

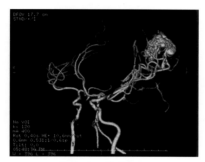

图 9-2　头部 CTA

[实验室检查]　血常规，电解质，肝功能，乙肝六项，输血四项，ABO 血型 +RH 血型，凝血四项 +D 二聚体：均未见明显异常。

[术前诊断]　脑血管畸形。

[治疗]　患者完善术前相关检验、检查，无明显手术禁忌证，于 2018 年 11 月 12 日在急诊行全麻下脑血管畸形介入栓塞术，手术顺利。术后造影：血管畸形不显影。术后患者带气管插管安返病房，术后予以观察足背动脉、脱水、补液、护胃、预防癫痫及脑血管痉挛、营养脑神经等对症支持治疗。栓塞前后造影见图 9-3、图 9-4。

笔记

51

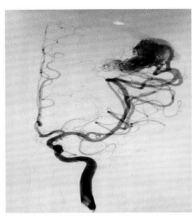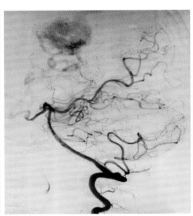

图 9-3　栓塞前造影

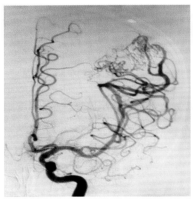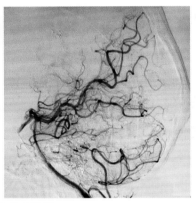

图 9-4　栓塞后造影

病例分析

　　脑血管畸形（cerebrovascular malformation）亦称血管瘤，非真性肿瘤，系先天性脑血管发育异常，临床上有多种类型，其中以动静脉畸形多见，根据畸形血管团直径的大小，临床分为大、中、小型病变。本病多见于男性，青年多见。临床表现以畸形血管破裂出血为最常见症状，部分患者以癫痫为首发症状；由于盗血现象，局限性脑缺血可致脑萎缩，智力减退、精神不正常可存在。如果出血严重，出现脑疝，若不及时救治，常可致死。本病治疗方法较多，其中包括手术切除、血管内介入治疗与 γ 刀治疗。脑血管畸形是颅内血管床的发育畸形，表现为颅内某一区域血管异常增多。目前一般分为 4 型。

（1）动静脉畸形（arteriovenous malformation，AVM）。又分为典型者和 Galen 大静脉畸形两种。典型 AVM 多位于大脑半球，也见于丘脑、基底节或脑干，数毫米至数厘米不等，是一团动脉和静脉杂乱的血管，没有毛细血管床。出现症状的年龄由新生儿至年长儿不等。AVM 未破裂前，可无任何症状；亦可有发育延缓、癫痫发作、头痛、偏瘫、视力障碍；体积大者可有颅内压增高、脑积水、进行性神经症状、头围增大、颅内血管杂音等。如 AVM 破裂，则发生出血性脑卒中、蛛网膜下腔出血或脑内出血。可有家族史，1997 年，Larsen 等曾报道一家三代均有 AVM，似为显性遗传。CT、MRI 可显示脑的缺血灶、钙化灶、出血、囊变、脑室扩大等影像。治疗应手术切除，术前应做血管造影。1995 年，Sheth 等报道 AVM 的血管盗血现象值得注意。AVM 的临床症状除因为占位和压迫引起以外，盗血也是重要的原因。由于 AVM 内部血管阻力低下，动脉血被分流到畸形内，使正常（甚至远隔）的脑组织灌注不良、慢性缺血，从而引起进行性神经功能缺陷。PET 检查也证明了此现象。Galen 大静脉畸形是脑的大动脉和 Galen 静脉之间有血管交通，可见于新生儿和婴儿，因血管壁较厚，故少见破裂出血。主要表现是由于大量血液被分流至畸形血管中导致，新生儿可有进行性高搏出量心力衰竭，生长发育受阻，往往被误认为先天性心脏病；颅内血管杂音明显；婴儿期可出现脑积水。病死率很高，死亡率高达 50%。血液分流量不大者，心

笔记

衰较轻，可有反复的一过性偏瘫。治疗困难，可进行分期手术。

（2）先天性颅内囊性动脉瘤（congenital intracranial cystic artery aneurysms）。在小儿较少见。主要发生于颅底部的颈内动脉分支，前、后交通动脉处，或椎基底动脉。动脉局部的弹力层和肌层变弱，而突出为瘤，一般在 1 cm 以下。临床症状主要是急性蛛网膜下腔出血、脑实质出血或脑室内出血。未破裂之前则常被忽视，可有头痛及局部压迫症状，特别是颅神经麻痹。家族性囊性动脉瘤常为多发。本病也常伴全身病和其他血管病，如AVM、主动脉缩窄、多囊肾、烟雾病等。MRI 和 MRA 可协助诊断，但血管造影更为可靠。本病还应与获得性脑动脉瘤鉴别，如外伤性、感染性脑动脉瘤等。本病易发生复发性出血，故应手术治疗。

（3）静脉血管瘤（venous hemangioma）。较常见，好发于大脑半球，多见于年长儿。主要表现是癫痫发作，罕见出血，也可能无症状。神经影像学检查可见1毫米至数厘米直径的血管畸形，约 15% 有钙化。治疗以保守对症为主。

（4）海绵状血管瘤（cavernous hemangioma）。多见于大脑半球，为密集的薄壁血管。儿童期常无症状而被偶然发现。一般到年长儿或成人才出现症状，主要是癫痫、头痛、脑内出血。CT 可见桑葚状病灶。MRI 的 T_2 相显示中心明亮而围绕以暗环的影像。常见家族性病例，为显性遗传。本病也可见视网膜、肝、肾、皮肤的相似海绵状血管瘤。对于出血危险性不大的病例可先观察，必要时手术。

临床表现如下。

（1）一般症状：搏动性头痛，位于病侧，可伴颅内血管杂音。

（2）出血：常为首发症状，表现为蛛网膜下腔出血或脑内血肿。

（3）癫痫：可为首发症状或见于出血后，多为全身性发作或局限性发作，局限性发作有定位意义。（4）其他症状：幕上病变者可有精神异常、偏瘫、失语、失读、失算等。幕下病变者多见眩晕、复视、眼颤及步态不稳等。

📋 朱健明教授点评

　　介入栓塞治疗目前是脑血管畸形的首选治疗方法，尤其是位于重要功能区、位置特别深的脑内或巨大病灶，可采取在数字减影血管造影下行动脉内栓塞的方法，以减少畸形血管病灶的血液供应，使病灶消失、减小或有利于进一步手术或放射切除。脑血管畸形介入栓塞治疗的适应证：①单纯畸形血管及供应动脉栓塞术。适用于非功能区，小血管畸形，只有一支供应动脉的单纯病变。②术前畸形血管供应动脉栓塞术。适用于高血流的广泛或多发性病变不能切除者，或用于广泛血管畸形切除术前，作为一种预备性手术，可防止术后高灌流并发症。③γ刀放射治疗前的预治疗。术前通过畸形血管栓塞使畸形血管缩小到一定大小后（小于 3 cm）行 γ 刀放射治疗。脑血管畸形介入栓塞治疗的优点：①对全身的低侵蚀性。可在局部麻醉下经大腿根部股动脉进行穿刺并导入治疗导管。②对脑组织创伤小，不开颅。③手术时间短。④不损伤血管周围的正常穿通血管，可降低手术并发症的发生率。脑血管畸形介入栓塞治疗对于病程、病情不同的患者，治疗效果也有差异。患者可根据自己的病情进展和需求选择合适自己的治疗方式。

参考文献

1. 彭慕建，沈建忠，周亮. 血管内介入栓塞治疗脑血管畸形的效果观察. 中国当代 医药，2016，23（29）：51-53.

2. 田伟. 血管内介入栓塞治疗脑动脉瘤的疗效分析. 中国实用神经疾病杂志，2016，19（20）：81-82.

3. 薛胜祥，王茂德. 血管内介入栓塞疗法对脑血管畸形的治疗效果评价. 陕西医学 杂志，2016，45（8）：1049-1051.

4. 胡少杰. 血管内介入栓塞治疗隐匿性脑血管畸形出血的疗效及安全性. 中国医学 创新，2016，13（18）：124.

5. 卢国奇. 血管内介入栓塞疗法治疗脑血管畸形. 临床医学，2016，36（6）：28-30.

6. 吴键，王磊，黄微. 脑血管畸形病采用血管内介入栓塞治疗的临床疗效分析. 医 学理论与实践，2015（20）：2578-2579.

7. 边远，汤树洪，梁敏，等. 血管内介入栓塞治疗脑血管畸形的疗效观察. 华夏医学，2015，28（5）：14-18.

8. 罗伟，胡朝晖. 隐匿性脑血管畸形的诊断治疗体会. 中国当代医药，2014，21（5）：178-179.

010　前交通动脉瘤破裂伴蛛网膜下腔出血

病历摘要

患者，男性，32 岁，因"突发头痛伴呕吐 10 天"入院。

[现病史]　患者及家属诉患者于 10 天前出现突发头痛伴呕吐，呕吐物为胃内容物，伴四肢抽搐、发热，最高体温达 38.6 ℃，至当地医院行头部 CT 示蛛网膜下腔出血，今日曾晕厥 10 余分钟，随后神志逐渐转清，今患者为求进一步就诊，由"120"转入我院。入我院行头部 CT 平扫及 CTA 示前交通动脉瘤；蛛网膜下腔出血，双侧侧脑室内少许积血。胸部 CT 平扫未见异常。我科会诊后，拟"前交通动脉瘤破裂伴蛛网膜下腔出血"收住入院。患者入院以来，精神、食欲欠佳，小便正常，大便未解，体重无明显变化。

[既往史]　患者既往身体一般。否认高血压、糖尿病、冠心病、肾病、肝炎、结核及其他疾病病史。否认手术、外伤及输血史。否认药物、食物过敏史。

[入院查体]　意识清楚，自动睁眼，回答正确，按吩咐动作，GCS 评分 15 分（E4V5M6）。双侧瞳孔等大等圆，对光反射存在。角膜反射双侧存在。肢体自发性运动双侧无明显差别，四肢肌力对称 V 级，肌张力双侧正常。脑膜刺激征：颈抵抗，Kernig 征阳性，Brudzinski 征阳性。

[辅助检查]　我院头部 CT 及 CTA（图 10-1）：前交通动脉瘤；蛛网膜下腔出血，双侧侧脑室内少许积血。胸部 CT 平扫未见异常。

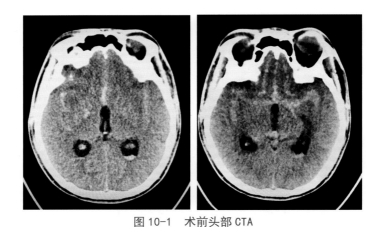

图 10-1　术前头部 CTA

[实验室检查]　血常规、电解质、肝功能、乙肝六项、输血四项、ABO 血型 +RH 血型、凝血四项 +D- 二聚体：均未见明显异常。

[术前诊断]　前交通动脉瘤破裂伴蛛网膜下腔出血。

[治疗]　患者完善术前相关检验、检查，无明显手术禁忌证，于 2019 年 1 月 8 日在急诊行全麻下颅内动脉瘤栓塞术，手术顺利。术中造影（图 10-2）提示从 3D 图像看，动脉瘤属于长条状前交通动脉瘤，稍有瘤颈，深度 5.3 mm，弹簧圈应该可以保持住。再加上急性期最好不用支架，因此术者决定采用单栓。术者选择 0.014 Synchro 导丝带着塑形后的 Echelon 10 微导管很快到位。然后依次选择 Axium Nylon 3×4，Axium 2.5×6，Axium 2.5×4，Target 2×4，HyperSoft 2×4，Axium 1.5×1，一共 6 个弹簧圈栓塞。术后造影提示瘤体完全不显影，瘤颈栓塞也很光滑致密，术者决定结束手术。术后患者带气管插管安返病房，术后观察足背动脉，给予脱水、补液、护胃、预防癫痫及脑血管痉挛、营养脑神经等对症支持治疗。栓塞后造影复查结果见图 10-3。

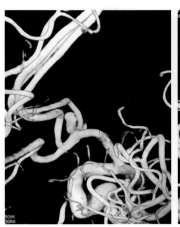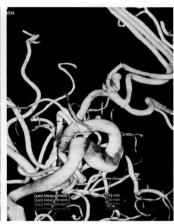

图 10-2 术中脑血管造影

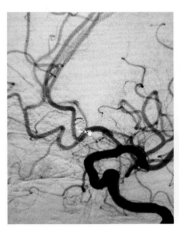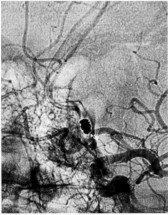

图 10-3 栓塞后造影复查

病例分析

本病诊断主要从以下几步逐步明确：①首先患者突发头痛、呕吐，符合颅内高压的症状，查头部CT平扫提示蛛网膜下腔出血；②由于大部分SAH是由于颅内动脉瘤破裂所致，进一步复查头部CTA，提示前交通动脉瘤破裂伴蛛网膜下腔出血，至此，诊断已初步明确，但确诊仍需行脑血管造影术；③患者签署知情同意书

笔记

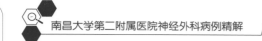
后行脑血管造影术，术中见前交通一长条形动脉瘤，可以确诊；④之后动脉瘤的处理方式需待详细评估后再行决定。

前交通动脉是指连通双侧大脑半球的动脉，是血流平衡和代偿的重要通道，此位置发生的动脉瘤称之为前交通动脉瘤，该部位的解剖结构和血流动力学特点复杂，与毗邻组织的解剖结构关系密切，而且与下丘脑、视交叉等部位联系紧密，周围神经和血管分布复杂，增加了手术治疗的难度。前交通动脉瘤因破裂而出血，是临床上较为多见的一种病症，但在破裂前，患者并无突出症状，该病主要表现为蛛网膜下腔出血而引发头疼。

颅内动脉瘤有开颅夹闭和介入栓塞两种方法，但是传统开颅夹闭术的局限性较多，术后血管痉挛、脑积水、动脉瘤破裂的发生率较高，威胁患者生命。而血管内介入栓塞术是治疗颅内动脉瘤的新型手术方法，动脉穿刺置入微导管后放置合适的、柔韧性强的弹簧圈，阻断颅内动脉瘤的血液供应，降低动脉瘤破裂的风险，提高了手术治疗的安全性。

栓塞并发症。①术中动脉瘤破裂出血：为血管内栓塞治疗颅内动脉瘤较常见的并发症，亦为最危险的并发症。术中动脉瘤破裂后，立即给予鱼精蛋白中和肝素，继而迅速用微弹簧圈闭塞动脉瘤，控制血压，降低颅压。术后立即复查头部 CT，明确为少量 SAH 还是出血量较大，若 SAH 量较小，行腰大池置管持续外引流 3～7 天；若出血量较大，需钻孔行脑室外引流或开颅血肿清除。②术中血栓形成：术中应正规行全身肝素化治疗，可降低血栓形成的风险。③脑血管痉挛：急性期 SAH 对脑血管的刺激以及术中操作对脑血管的机械刺激，导致术中、术后极易发生脑血管痉挛。术中、术后罂粟碱或尼莫地平的应用，术后腰大池置管持续外引流、抗凝、升高血压及血液稀释等处理是预防和缓解脑血管痉挛的重要措施。④微弹簧圈自动脉瘤腔逸出：本组未发生微弹簧圈自动脉瘤腔逸出。

朱健明教授点评

　　介入栓塞术不仅能提高前交通动脉瘤患者远期生活质量，同时也能明显改善患者认知功能，安全可靠，患者比较满意。介入栓塞术具有明显优势。但应注意以下几点：①对于这种破裂的前交通动脉瘤，非必要时尽量不用支架辅助，也可以用球囊辅助进行栓塞。②对于此类动脉瘤要栓塞致密，弹簧圈的选择很重要，需选择非常柔软的弹簧圈，微导管才能稳定在瘤体内。像 EV3 公司的 Axium 系列的弹簧圈以及史赛克的 Target，MV 的 HyperSoft 等就是不错的选择，都非常柔软。③手术过程中尽量减少血管刺激。④静脉滴注尼莫地平抑制细胞外 Ca^{2+} 内流和血管平滑肌收缩，选择性地扩张脑血管。⑤术后积极处理并发症是促进患者康复的重要保证。血管痉挛、脑缺血是术后面临的最大问题，甚至部分患者术前可正常生活，但是术后可能会出现脑梗死，造成偏瘫，失去生活自理能力。

参考文献

1. 景英朝，姚晓腾，荆国杰，等．超早期血管内栓塞治疗破裂的前交通动脉瘤．河南外科学杂志，2011，17（4）：3-4.

2. 丰育功，颜明布，栗世方，等．前交通动脉瘤破裂致蛛网膜下腔出血 CT 分型的临床应用．中华神经外科杂志，2015，31（2）：161-165.

3. 吕楠，徐瑾瑜，李强，等．致死性术中破裂前交通动脉瘤血流动力学特征分析．中华脑血管病杂志，2013（6）：310-313.

4. 邹超，黄清海，赵瑞，等．支架辅助弹簧圈治疗前交通动脉破裂微小动脉瘤．中

笔记

国脑血管病杂志，2013，10（1）：9-12.

5. ANDALUZ N，VAN LOVEREN H R，KELLER J T，et al. Anatomic and clinical study of the orbitopterional approach to anterior communicating arteryaneurysms. Neurosurg，2003，52（5）：1140-1149.

6. 管松，郑穗生.颅内交通动脉瘤发生与 Willis 环变异的关系：64 排 CT 血管成像研究.安徽医学，2010，31（11）：1287-1289.

7. 王晓健，罗靖，程宝春，等.翼点入路显微手术治疗前交通动脉瘤（附49 例报道）.安徽医学，2013，33（11）：1442-1444.

8. MOLYNEUX A，KERR R，STRATTON I，et al. International subarachnoid aneurysm trial （ISAT） of neurosurgical clipping versus endovascular coiling in 2143 patients with ruptured intracranial aneurysms：a randomized trial. Lancet，2002，360 （9342）：1267-1274.

9. SAYAMA T，INAMURA T，MATSUSHIMA T，et al. High incidence of hyponatremia in patients with ruptured anterior communicating artery aneurysm. Neurol Res，2000，22（2）：151-155.

10. 张玉，唐玉彬，吴荞，等.前交通动脉瘤血管内栓塞 37 例诊治分析.中国微侵袭神经外科杂志，2012，17（9）：416-417.

11. 宋锦宁，王拓，鲍刚，等.可脱性微弹簧圈血管内栓塞治疗颅内动脉瘤 （附 106 例分析）.中国微侵袭神经外科杂志，2008，13（8）：362-364.

12. SIDDIQ F，CHAUDHRY S A，TUMMALA R P，et al. Factors and outcomes associated with early and delayed aneurysm treatment in subarachnoid hemorrhage patients in United States. Neurosurg，2012，71（3）：670-678.

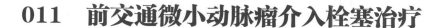

011　前交通微小动脉瘤介入栓塞治疗

病历摘要

患者，女性，54 岁，因"突发头痛伴呕吐 1 天"入院。

[现病史]　患者家属诉患者于 1 天前出现突发头痛伴呕吐，呕吐为胃内容物，我院头部 CT 检查示蛛网膜下腔出血。入院行头部 CTA 未见明确动脉瘤，急诊行脑血管造影检查示：前交通微小动脉瘤。我科会诊后，拟"前交通动脉瘤破裂伴蛛网膜下腔出血"收住入院。患者入院以来，精神、食欲欠佳，小便正常，大便未解，体重无明显变化。

[既往史]　患者既往身体一般。否认高血压、糖尿病、冠心病、肾病、肝炎、结核及其他疾病病史。否认手术、外伤及输血史。否认药物、食物过敏史。

[入院查体]　意识清楚，自动睁眼，回答正确，按吩咐动作，GCS 评分 15 分（E4V5M6）。双侧瞳孔等大等圆，对光反射存在。角膜反射双侧存在。肢体自发性运动双侧无明显差别，四肢肌力对称 V 级，肌张力双侧正常。脑膜刺激征：颈抵抗，Kernig 征阳性，Brudzinski 征阳性。

[辅助检查]　我院头部 CT（图 11-1）及 CTA 示蛛网膜下腔出血。脑血管造影检查示前交通微小动脉瘤（图 11-2）。

笔记

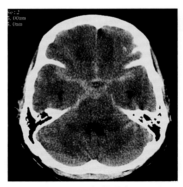

图 11-1　术前头部 CT

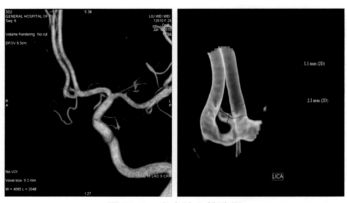

图 11-2　术中脑血管造影

[实验室检查]　血常规、电解质、肝功能、乙肝六项、输血四项、ABO 血型 +RH 血型、凝血四项 +D- 二聚体：均未见明显异常。

[术前诊断]　前交通动脉瘤破裂伴蛛网膜下腔出血。

[治疗]　患者完善术前相关检验、检查，无明显手术禁忌证，于 2018 年 5 月 8 日在急诊行全麻下颅内动脉瘤栓塞术，手术顺利。术后造影提示瘤体完全不显影，瘤颈栓塞也很光滑致密（图 11-3）。术后患者带气管插管安返病房，术后予以观察足背动脉、脱水、补液，护胃、预防癫痫及脑血管痉挛、营养脑神经等对症支持治疗。

笔记

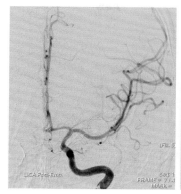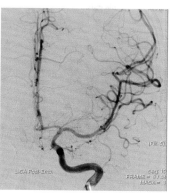

图 11-3 栓塞后造影复查

病例分析

直径≤ 3 mm 的颅内动脉瘤在传统脑血管造影中的检出率不高，以往多在其他症状性颅内动脉瘤的开颅夹闭术中偶然发现；多数呈扁平或椭圆形，瘤壁薄，不适合手术夹闭；尸检研究显示这类动脉瘤瘤壁的组织成分与大型动脉瘤有所不同。Yasargil 将这类大小、形态和结构有一定特殊性的小动脉瘤称为微动脉瘤或婴儿动脉瘤。近年来，随着各种影像学检查技术的不断发展，越来越多直径≤ 3 mm 的颅内动脉瘤被诊断。与此同时，血管内栓塞因其疗效可靠、创伤相对小等优点被广泛用于颅内动脉瘤的治疗，其中即包括部分直径≤ 3 mm 的动脉瘤。目前，多数医生将这类直径≤ 3 mm 的颅内动脉瘤称为颅内微小动脉瘤。

颅内微小动脉瘤的影像学诊断：颅内动脉瘤的影像学诊断目前主要依靠 DSA、CTA 和 MRA 等。有研究显示显示：颅内动脉瘤直径＞ 3 mm 时，MRA 和 CTA 诊断的敏感度分别可达 94% 和 96%，而动脉瘤直径≤ 3 mm 时，MRA 和 CTA 诊断的敏感度仅为 38% 和 61%。二维 DSA 诊断微小动脉瘤也有一定局限性，尤其是当动脉瘤位于两个动脉之间或被邻近的大型动脉瘤遮挡时，二

笔记

维 DSA 易漏诊或误将其当成血管襻或邻近动脉瘤的一部分；部分扁平形微小动脉瘤也不易被二维 DSA 所发现。相比之下，三维旋转血管造影可以从任意空间角度观察脑血管和动脉瘤的立体结构以及血管的内部情况，其诊断微小动脉瘤的灵敏度和特异度更高。

颅内微小动脉瘤的治疗：①开颅手术治疗。许多微小动脉瘤是在其他症状性颅内动脉瘤夹闭术中偶然发现的"附加"动脉瘤；这些动脉瘤通常瘤壁很薄，部分瘤颈较宽，甚至呈"扁平形"，夹闭手术术中破裂以及术后载瘤动脉狭窄的风险高，以往多采用双极电凝动脉瘤壁或应用肌肉、筋膜等进行包裹手术治疗。②血管内治疗。微小动脉瘤的体积小、瘤壁薄，以往的弹簧圈体积较大，不能很好地在动脉瘤内盘绕，术中穿破动脉瘤壁的风险高；因此，微小动脉瘤尤其是已破裂的微小动脉瘤，曾被认为是弹簧圈栓塞治疗的相对禁忌证。近年来，随着血管内治疗理念、操作技术的提高以及弹簧圈、微导管等材料的改进，栓塞治疗微小动脉瘤的报道逐渐增加。

朱健明教授点评

目前最常用的治疗颅内微小动脉瘤的方法为显微手术夹闭和血管内栓塞两种。国际上缺乏针对宽颈及微小动脉瘤有效的随机试验，这两类动脉瘤的治疗主要根据神经外科医师及神经介入医师的经验制定治疗方案。关于这类微小动脉瘤介入的治疗经验：①将导引导管尽可能置于较高的位置，提高微导管和导丝的稳定性。②根据 3D 血管重建行微导管头端双"S"塑形，并尽可能使微导管形状与动脉瘤载瘤动脉一致，提高稳定性，减少头端移动。③微导管到位过程中随时对其进行卸力，尽量舒展微导管，尤其

笔记

是回撤导丝前，防止微导管突然弹跳刺破薄弱的动脉瘤壁。④首个弹簧圈通常选择柔软或超柔软弹簧圈，直径稍小于动脉瘤直径。⑤不必追求影像学上的致密栓塞。微小动脉瘤血流速度快，弹簧圈填塞后可迅速降低血流量，从而诱导血栓形成。⑥采用支架辅助栓塞宽颈动脉瘤。宽颈动脉瘤目前多采用支架半释放技术。支架到位后先不释放，超选微导管头端在载瘤动脉内朝向动脉瘤，部分释放首个弹簧圈后依靠支架释放将弹簧圈压入动脉瘤内，再进一步完整释放弹簧圈。其优势在于避免支架释放后微导管难以进入动脉瘤内的问题，支架将微导管固定于瘤颈部可增加其稳定性，同时可将未能填入动脉瘤的弹簧圈挤入支架与血管壁之间，降低因弹簧圈脱落造成栓塞的风险。

参考文献

1. 李健，于嘉，高立，等. 破裂性微小动脉瘤的治疗. 中国微侵袭神经外科杂志，2010，15（8）：341-344.

2. CHEN Z，FENG H，TANG W，et al. Endovascular treatment of very small intracranial aneurysms. Surg Neurol，2008，70（1）：30-35.

3. LU J，LIU J C，WANG L J，et al. Tiny intracranial aneurysms：endovascular treatment by coil embolisation or sole stent deployment. Eur J Radiol，2012，81（6）：1276-1281.

4. FANG C，LI M H，ZHU Y Q，et al. The effectiveness and feasibility of endovascular coil embolization for very small cerebral aneurysms：mid- and long-term follow-up. Ann Vasc Surg，2010，24（3）：400-407.

5. 陈状，李林，公方和，等. 颈内动脉血泡样动脉瘤的血管内治疗. 中国微侵袭神经外科杂志，2011，16（11）：490-492.

6. CHUNG K H，HERWADKAR A，LAITT R，et al. Rate and clinical impact of intra-procedural complications during coil embolisation of ruptured small（3 mm or less）cerebral aneury-sms. Clin Neurol Neurosurg，2013，115（8）：1356-1361.

67

012 手术切除婴幼儿颅内 A2 段巨大动脉瘤合并血管畸形

病历摘要

患儿，男性，10 个月，因"胎儿时期发现颅内血管变异"入院。

[现病史] 发育正常，与正常相同年龄幼儿比较体重与体长无明显差异。语言、活动与相同年龄无明显区别。母亲 24 周产检时发现胎儿颅内血管变异（图 12-1）。

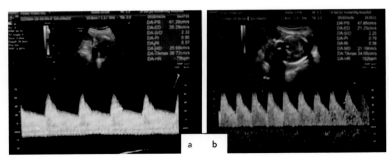

图 12-1 24 周彩超

宫内孕，单胎活胎，按生物学测量，胎儿大小符合超声孕周 24W0D，超声体（644±94）g。胎儿大脑中动脉阻力指数与搏动指数异常，羊水偏少不排除其他潜在的胎儿异常。

当时因诊断不是很明确，胎儿父母身体健康状况良好，胎儿母亲妊娠期间未新发现任何疾病。血压、血糖各方面无异常，睡眠、饮食无异常，体重变化在正常范围内，无其他明显不适。故胎儿父母选择继续妊娠。最终于 40 周足月产，顺产，活胎。胎儿各方面体征正常。新生儿早期母乳喂养到 4 个月，后逐渐添加辅食。

营养状况良好，未发特殊疾病，期间发热 1 次，腹泻 1 次，于当地医院儿科对症处理后康复出院。至患儿 8 个月时突发剧烈吵闹后短暂昏迷 2 小时。家属紧急送往当地儿童医院救治，于 3 小时后患儿基本恢复如常。当地儿童医院详细回顾病史，结合患儿临床表现紧急安排了头部 MRA 及头部 CT 平扫检查。头部 MRA 检查提示大脑前动脉 A2 段呈混杂信号，瘤体内血流较丰富，瘤壁钙化较严重，瘤体内部分血栓形成（图 12-2）。头部 CT 平扫表现为右侧额叶一边界清晰的占位。大小约为 5.57 cm × 4.68 cm，下方有高密度带，考虑为出血。中线偏移，大脑镰下疝出现（图 12-3）。

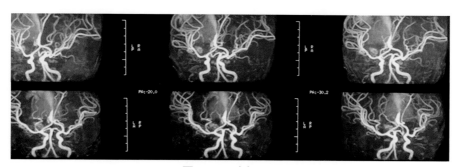

图 12-2 头部 MRA

结合头部 MRI 及头部 CT 平扫，患儿颅内巨大动脉瘤破裂出血诊断较明确。载瘤动脉为大脑前动脉 A2 段可疑，巨大占位已经对脑组织压迫明显，中线偏移，大脑镰下疝。家属为求进一步治疗，转至我院，于神经外科住院。

［实验室检查］ 血常规、电解质、肝功能、乙肝六项、输血四项、ABO 血型 +RH 血型、凝血四项 +D- 二聚体：均未见明显异常。

［术前诊断］ 大脑前动脉 A2 段巨大动脉瘤。

术前对患儿行心脏功能评估：胎儿期 32 周及婴幼儿期 10 个

笔记

69

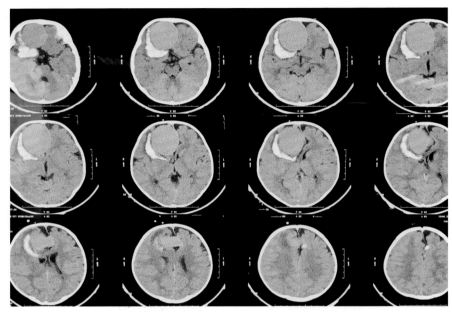

图 12-3　头部 CT 平扫

月患儿心脏彩超检查提示均无明显异常。肺功能检查无异常。生命体征平稳。抽血检验结果无明显异常。术前麻醉科、儿科会诊，制定围手术期管理计划。

[治疗]　麻醉成功后，患儿取平卧位，取右额颞问号切口，切开头皮、颞肌及骨膜，颞肌及骨膜下剥离皮瓣翻向颞叶侧，颅骨钻孔两枚，锯开后取下骨瓣，见硬脑膜张力较高，放射状切开硬脑膜见额叶巨大动脉瘤，大小约为 5 cm×6 cm（图 12-4）。

从周围暴露供血动脉及部分滋养动脉瘤瘤体的穿支血管，见动脉瘤瘤体远端与脑组织表面静脉有沟通，血液回流到脑组织表面静脉，此处视野下可见动静脉畸形。双极电凝该畸形血管团的血流后离断畸形血管，将畸形血管完整切下（图 12-5）。

笔记

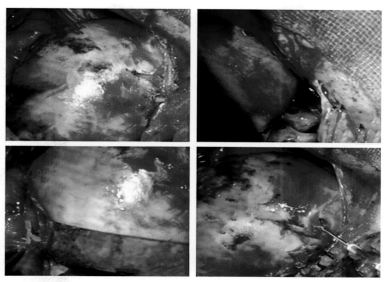

图 12-4　术中所见

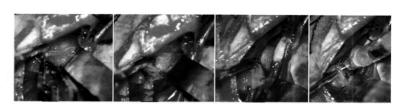

图 12-5　术中所见

　　轻柔的暴露出颅内动脉瘤的瘤颈及载瘤动脉，使用动脉瘤夹在瘤颈处将动脉瘤夹闭，检查未导致载瘤动脉的狭窄，动脉瘤无明显残留。1 mL 空针扎破动脉瘤，回抽无明显不凝血流出。判断颅内动脉瘤合并血管畸形的主要供血动脉全部阻断后切开动脉瘤，组织剪将颅内动脉瘤及合并的血管畸形完全剪下（图 12-6）。

　　切开动脉瘤瘤体后可见动脉瘤内残留少量新鲜血液，主要以血凝块为主（图 12-6），这些血凝块为巨大动脉瘤内形成的血栓。血栓大小不一，极有可能移动到载瘤动脉，造成载瘤动脉的闭塞。

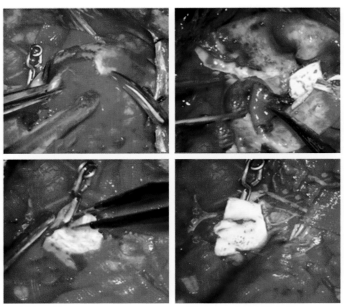

图 12-6　术中所见

在分离载瘤动脉的时候，可以明显地看到动脉瘤的位置位于大脑前动脉 A2 段，两侧大脑前动脉 A1 汇合后成一支 A2，嗅沟发出的多支动脉血管与脑表面血管有明显沟通（图 12-7）。手术过程中切下的动脉瘤及畸形血管团组织见图 12-8。

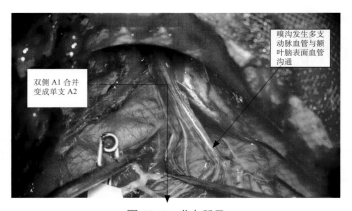

双侧 A1 合并变成单支 A2

嗅沟发生多支动脉血管与额叶脑表面血管沟通

图 12-7　术中所见

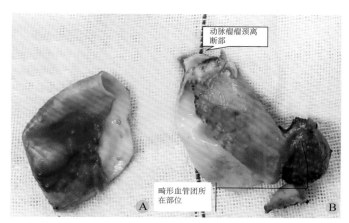

图 12-8 手术过程中切下的动脉瘤及畸形血管团组织

　　手术中先离断了动脉瘤远端与脑表面静脉沟通的血管畸形，使用动脉瘤夹夹闭动脉瘤后，从瘤颈部剪下动脉瘤。此过程中保留适量的瘤体组织，防止动脉瘤夹滑脱。

　　将术中切下的组织送病理切片观察，可以发现血管平滑肌组织局部变薄，其下包含大量血栓成分，此病理结果支持颅内动脉瘤合并血管畸形的诊断（图 12-9）。

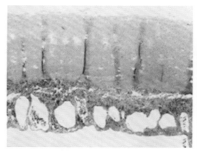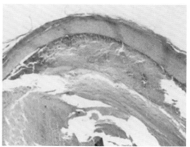

图 12-9 病理结果

　　术后 3 天，患儿行头部 CT 平扫检查（图 12-10）。

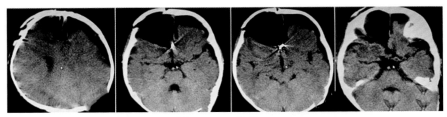

图 12-10　术后 CT

通过 CT 平扫检查我们发现患儿没有明显的脑梗死出血，颅内巨大动脉瘤引起的占位已经全部切除，颅内右侧额叶留下较大的积液空腔，左侧伴有硬膜下积液。动脉瘤夹显影，呈现高密度。

术后 1 个月，患儿行头部 MRI+MRA 复查（图 12-11）。MRA 可见患儿大脑前动脉双侧 A1 完好，经过前交通动脉后患儿的 A2 及以后的血管消失，双侧大脑中动脉较发达，后循环血管无异常，双侧大脑后动脉血管较发达。动脉瘤及畸形血管团不显影。MRI 平扫图像未见明显脑梗死。

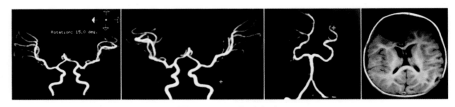

图 12-11　术后复查

患儿于术后 5 小时醒来，生命体征平稳，拔除气管插管，哭闹发声正常，四肢活动正常。术后第 2 天出现低热，最高体温 38.5 ℃，考虑为术后吸收热，但因患儿手术时间长，于术后 24 小时使用头孢曲松抗感染治疗。术后第 5 天患儿发热症状好转。住院治疗过程中密切监测患儿的出入量，提供足够的热卡。患儿于术后第 8 天出院，于第 10 天返回拆除头部缝线。

手术后第 20 天患儿出现惊厥，短暂抽搐后恢复如常，同时伴有发热，最高体温达 39 ℃，于我院儿科住院治疗，查脑脊液未见异常，肺部稍有感染。7 天后康复出院。至今已近 2 个月，无明显异常。就本例患儿而言，颅内巨大动脉瘤伴血管畸形的手术切除，有载瘤动脉的闭塞，但未造成患儿的头部梗死，依然取得了比较满意的结果。

病例分析

最大径超过 2.5 cm 的颅内动脉瘤称为巨大动脉瘤，其发生率约占所有颅内动脉瘤的 5%（3% ~ 13%），可发生于颅内动脉瘤的任何常见部位，但多见于颈内动脉的颅内段、大脑中动脉、前交通动脉、基底动脉分叉部和基底动脉主干处。巨大动脉瘤外科处理的特点是：瘤颈宽而坚硬，难以夹闭或不能夹闭；瘤体有占位效应不易于行血管内栓塞治疗。因此必须根据具体情况采用不同的方法或联合应用几种方法来处理动脉瘤。

巨大颅内动脉瘤手术适用于：①巨大动脉瘤有占位症状、出血、瘤囊内血栓脱落引起脑缺血或脑梗死者；②患者身体条件可耐受手术者。

手术方法如下。

（1）瘤颈夹闭术。瘤颈夹闭术虽是处理动脉瘤的最佳方式，但在处理巨大动脉瘤时因瘤颈过宽或瘤颈处有硬化或钙化以致夹闭不紧，或瘤夹会滑向载瘤动脉导致动脉狭窄或闭塞。手术前必须备齐各种长短、形状、角度和夹闭力的瘤夹以备选用。方法包括①单瘤夹夹闭法：暂时阻断载瘤动脉的近、远段后抽空瘤囊内血液，用一夹闭力强的瘤夹夹闭瘤颈。此种情况适用于瘤颈稍细

笔记

且柔软的动脉瘤。如夹闭不紧可用一辅助瘤夹以加强其夹闭力。②多瘤夹夹闭法：用多个瘤夹夹闭瘤颈，用串列夹闭法（tandem clipping）夹闭瘤颈；或用平行夹闭法（parallal clipping）夹闭瘤颈，即用多个直形瘤夹平行并列与载瘤动脉垂直夹闭瘤囊。

（2）逆行抽吸减压法。位于床突旁的动脉瘤无法控制载瘤动脉近侧段，可用此法逆向抽空动脉瘤囊以利于分离和夹闭动脉瘤。

（3）动脉瘤缝合术（aneurysmorrhaphy）。暂时阻断载瘤动脉的近、远段后，剖开瘤囊清除其中的血栓，切除多余的瘤壁，然后进行整形缝合重建血流通道。

（4）动脉瘤孤立术（trapping of aneurysms）。将动脉瘤的载瘤动脉近、远段永久夹闭以孤立动脉瘤。但必须保证载瘤动脉远侧供血区有充足的侧支供血，否则要同时进行血管旁路架桥术。例如岩骨段颈内动脉瘤、海绵窦段颈内动脉瘤和床突旁动脉瘤孤立术需行颈部颈内动脉 – 静脉 – 床突上段颈内动脉吻合术，或行颞浅动脉 – 大脑中动脉吻合术；基底动脉瘤孤立术需行颞浅动脉 – 大脑后动脉吻合术；椎动脉瘤孤立术需行枕动脉 – 小脑后下动脉吻合术，或两侧小脑后下动脉侧一侧吻合术等。

（5）动脉瘤包裹术（wrapping aneurysms）。用棉片、筋膜片、纱布块或高分子聚合胶包裹或被覆动脉瘤，加固瘤壁以防止其破裂，但这种方法反而会加重占位效应，异物反应大，仍不能防止动脉瘤出血和长大，故现已少用。

朱健明教授点评

患儿颅内巨大动脉瘤的占位效应以及动脉瘤破裂出血体积不

断长大压迫脑组织，因此需要积极治疗。对于复杂的未破裂的前循环动脉瘤，牺牲载瘤动脉是一种合理的治疗方法，可获得较高的闭塞率，其并发症相对而言也是可接受的。颅内巨大动脉瘤，由于其体积巨大，和周围血管关系复杂，因此治疗困难。对于巨大动脉瘤发生在 Willis 环以外远端的患者，治疗效果取决于动脉瘤的部位及动脉瘤远端血管代偿情况。如动脉瘤远端血管代偿良好，就可以闭塞载瘤动脉，甚至孤立切除动脉瘤。但在血管代偿功能不足的情况下，就需要人工搭桥的方法，以保证动脉瘤远端血管的血流量能够满足脑组织代谢的需要。目前就本例患儿而言，其 Willis 环远端大脑前 A2 段为载瘤动脉，有报道过这个部位的巨大动脉瘤可使用血流导向装置治疗，且可以取得比较良好的效果。但是此患儿的特殊性在于动脉瘤瘤体过大，形成非常明显的颅内占位效应，压迫了右侧额叶脑组织，故行开放手术切除动脉瘤可能会取得比较良好的效果。如果夹闭颅内动脉瘤的过程中遇到困难，可选择对大脑前动脉动脉瘤近端阻断，并行颅内血管原位搭桥术——大脑前动脉侧侧吻合术。但是患儿大脑前动脉存在变异（两支 A1 合并成一支 A2），并且载瘤动脉为这支共同的 A2。手术过程中如果单纯夹闭动脉瘤存在问题，便也失去了阻断载瘤动脉，行大脑前动脉侧侧吻合的手术方式。故要尽最大可能保留已有的侧支循环，并采取脑保护措施，增加脑组织对缺氧的耐受性。对于脑表面血管的保护也很重要，可减少脑供血不足甚至脑梗死的发生。

参考文献

1. CAGNAZZO X F, MANTILLA X D, ROUCHAUD X A, et al, Endovascular treatment of very large and giant intracranial aneurysms: comparison between reconstructive and deconstructive techniques—a meta-analysis. Am J Neuroradiol, 2018, 39 (5): 852-858.

2. BIONDI A, JEANE B, VIVAS E, et al. Giant and large peripheral cerebral aneurysms: etiopathologic considerations, endovascular treatment, and long-term follow-up. Am J Neuroradiol, 2006, 27 (8): 1685-1692.

3. CLARENCON F, BONNEVILLE F, BIONDI A, et al. Parent artery occlusion is not obsolete in giant aneurysms of the ICA. Experience with very-long-term follow-up. Neuroradiol, 2011, 53 (12): 973-982.

4. MATOUK C C, KADERALI Z, TERBRUGGE K G, et al. Long-term clinical and imaging follow-up of complex intracranial aneurysms treated by endovascular parent vesselocclusion. Am J Neuroradiol, 2012, 33 (22): 1991-1997.

5. PRIMIANI C T, REN Z, KAN P, et al. A2, M2, P2 aneurysms and beyond: results of treatment with pipeline embolization device in 65 patients. J Neurointerv Surg, 2019, 65 (62): 1973-1982.

6. ISHII A, MIYAMOTO S, ITO Y, et al. Parent artery occlusion for unruptured cerebral aneurysms: the japanese registry of neuroendovascular therapy (JR-NET) 1 and 2. Neurol Med Chir, 2014, 54 (2): 91-97.

笔记

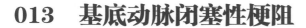

013　基底动脉闭塞性梗阻

📋 病历摘要

患者，68岁，女性，因"意识昏迷5小时余"入院。

[现病史]　患者于"早上8时"被家属发现意识昏迷，呼之不应，无恶心、呕吐，无肢体抽搐。由家属送至乐平市某医院就诊，行头部CT提示未见明显脑出血征象。患者仍昏迷，家属为求进一步诊治，遂至我院急诊科就诊，急查头部MRI及脑血管成像：脑干、双侧枕叶及双侧小脑半球多发急性梗死灶；脑内多发缺血灶、陈旧性腔梗（腔隙性脑梗死）、脑动脉硬化；双侧大脑后动脉及双侧椎动脉、基底动脉显示不清，考虑血管重度狭窄或闭塞。请我科会诊，拟"脑干梗死"收入我科住院治疗。

[既往史]　既往身体一般，脑梗死病史，高血压病史，糖尿病史。否认冠心病、肾病、肝炎、结核及其他疾病病史。否认手术、外伤及输血史。否认药物、食物过敏史。

[入院查体]　意识昏迷，刺痛屈肢，GCS评分5分（E1V1M3）。双侧瞳孔等大等圆，对光反射灵敏。眼裂对称，鼻唇沟对称，口角无歪斜。四肢肌力未测出，左侧肢体肌张力增高。生理反射存在，病理反射未引出，脑膜刺激征阴性。

[辅助检查]　头部MRI及脑血管成像：脑干、双侧枕叶及双侧小脑半球多发急性梗死灶；脑内多发缺血灶、陈旧性腔梗；脑动脉硬化；双侧大脑后动脉及双侧椎动脉、基底动脉显示不清，考虑血管重度狭窄或闭塞（图13-1）。

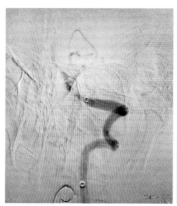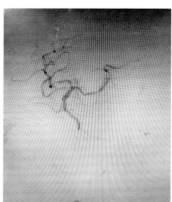

图 13-1　脑血管造影提示基底动脉闭塞

[实验室检查]　血常规、电解质、肝肾功能、凝血四项 +D-二聚体、ABO 血型 +RH 血型、乙肝六项，输血四项：均未见明显异常。心梗三项、B 型钠尿肽前体未见异常。

[术前诊断]　①基底动脉闭塞性梗死；②高血压 2 级；③ 2 型糖尿病。

[治疗]　患者入院完善相关检验、检查，无明显手术禁忌证，于 2019 年 2 月 9 日急诊在全麻下行经皮颅内动脉取栓术。术前双侧瞳孔对光反射正常，双侧瞳孔均约为 3 mm。手术顺利，术后安返病房，予以重症监护，术后行抗血小板聚集、改善循环、营养神经、补液等对症治疗，术后第 1 天患者神志清楚，四肢肌力对称正常，术后 1 周患者康复出院。术后复查脑血管造影结果见图 13-2。

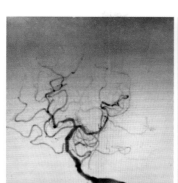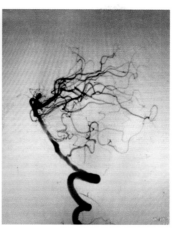

图 13-2　术后提示基底动脉开通

病例分析

1. 椎 - 基底动脉系统脑梗死

（1）大脑后动脉血栓形成：大脑后动脉闭塞引起的临床症状变异很大，动脉的闭塞位置和 Willis 环的代偿功能在很大程度上决定了脑梗死的范围和严重程度。主干闭塞表现为对侧偏盲、偏瘫及偏身感觉障碍，丘脑综合征，优势半球受累可伴有失读。皮质支闭塞出现双眼对侧视野同向偏盲（但有黄斑回避），偶为象限盲，可伴有视幻觉、视物变形和视觉失认等，优势半球受累可表现为失读及命名性失语等症状，非优势半球受累可有体象障碍。基底动脉上端闭塞，尤其是双侧后交通动脉异常细小时，会引起双侧大脑后动脉皮层支闭塞，表现为双眼全盲（黄斑回避），光反射存在，有时可伴有不成形的幻视发作；累及颞叶的下内侧时，会出现严重的记忆力损伤。深穿支闭塞的表现包括：①丘脑膝状体动脉闭塞出现丘脑综合征，表现为对侧偏身感觉障碍，以深感觉障碍为主，自发性疼痛，感觉过度，轻偏瘫，共济失调，舞蹈 -

笔记

81

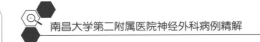

手足徐动。②丘脑穿通动脉闭塞出现红核丘脑综合征，表现为病灶侧舞蹈样不自主运动、意向性震颤、小脑性共济失调，对侧偏身感觉障碍。③中脑脚间支闭塞出现 Weber 综合征，表现为同侧动眼神经麻痹，对侧偏瘫，或出现 Benedikt 综合征，表现为同侧动眼神经麻痹，对侧不自主运动。

（2）椎动脉血栓形成：若两侧椎动脉的粗细差别不大，当一侧闭塞时，通过对侧椎动脉的代偿作用，可无明显症状。约 10% 的患者一侧椎动脉细小，脑干仅由另一侧椎动脉供血，此时供血动脉闭塞引起的病变范围，等同于基底动脉或双侧椎动脉阻塞后的梗死区域，症状较为严重。延髓背外侧综合征（wallenberg syndrome）在小脑后下动脉，或椎动脉供应延髓外侧的分支闭塞时发生。临床表现为眩晕、恶心、呕吐和眼球震颤（前庭神经核受损）；声音嘶哑、吞咽困难及饮水呛咳（舌咽神经、迷走神经、疑核受累）；病灶侧小脑性共济失调（绳状体或小脑损伤）；交叉性感觉障碍，即病灶同侧面部痛、温觉减退或消失（三叉神经脊束核受损），病灶对侧偏身痛、温觉减退或消失（对侧交叉的脊髓丘脑束受损）；病灶同侧 Homer 征（交感神经下行纤维损伤）。由于小脑后下动脉的解剖变异很大，除上述症状外，还可能有一些不典型的临床表现，需仔细识别。

（3）基底动脉血栓形成：基底动脉主干闭塞，表现为眩晕、恶心、呕吐及眼球震颤、复视、构音障碍、吞咽困难及共济失调等，病情进展迅速而出现球麻痹、四肢瘫、昏迷、中枢性高热、应激性溃疡，导致死亡。基底动脉分支的闭塞会引起脑干和小脑的梗死，表现为各种临床综合征。包括：①脑桥前下部综合征。Millard-Gubler 综合征是基底动脉的短旋支闭塞，表现为同侧面神经和展神经麻痹，对侧偏瘫；Foville 综合征是基底动脉的旁正中支闭塞，表现为两眼不能向病灶侧同向运动，病灶侧面神经和展神经麻痹，对侧偏瘫。②闭锁综合征（locked-in syndrome）。脑桥基底部双侧梗死，表现为双侧面瘫、球麻痹、四肢瘫、不能讲话，但因脑干网状结构未受累，患者意识清楚，能随意睁闭眼，可通过睁闭眼或眼球垂直运动来表达自己的意愿。③基底动脉尖综合征（top of the basilar syndrome，TOBS）。基底动脉尖端分出两对动脉，大脑后动脉和小脑上动脉，供血区域包括中脑、丘脑、小脑上部、颞叶内侧和枕叶。临床表现为眼球运动障碍，瞳孔异常，觉醒和行为障碍，可伴有记忆力丧失，病灶对侧偏盲或皮质盲，少数患者可出现大脑脚幻觉。

宋书欣主任点评

后循环急性脑梗死是缺血性脑血管病中较常见的一类，相较于前循环缺血性卒中预后差，有更高的致死率、致残率。目前对于急性缺血性卒中仍首选静脉溶栓，但溶栓时间窗短、局部药物浓度低，出血风险较大，溶栓效果相对较差，血管再通率不高，很难保持足够的血运重建，尤其对于重度基底动脉狭窄的患者，往往会造成再次闭塞，对于此类患者建议行机械取栓，甚至联合动脉溶栓。症状性颅内出血是机械取栓的主要并发症之一，但一般后循环出血风险较前循环低，严格把握手术适应证，术后控制血压，规范使用抗凝药、抗血小板聚集药物，后循环取栓后出血并不多见。对于时间窗内后循环大动脉狭窄或闭塞的急性缺血性卒中患者，机械取栓可以在一定程度上改善预后，提高患者生活质量。

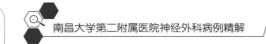

参考文献

1. RUBIERA M，ALVAREZ-SABIN J，RIBO M，et a1. Predictors of early arterial reocclusion after tissue plasminogen activator-induced recanalization in acute ischemic stroke. Stroke，2005，36（7）：1452-1456.

2. NOUH A，REMKE J，RULAND S. Isehemic posterior circulation stroke：a review of anatomy，clinical presentations，diagnosis，and current management. Front Neurol，2014，5：30.

3. JAUCH E C，SAVER J L，ADAMS H P，et a1. Guidelines for the early management of patients with acute ischemic stroke：a guideline for healthcare professionals from the American Heart Association/American Stroke Association. Stroke，2013，44（3）：870-947.

4. SHI M C，WANG S C，ZHU H，et al. Emergent stent placement following intra-arterial thrombolysis for the treatment of acute basilar artery occlusion. Clin Neurosci，2012，19（1）：152-154.

5. NOVAKOVIC R L，TOTH G，NARAYANAN S，et a1. Retrievable stents，"stentfievers" for endovascular acute ischemic stroke therapy. Neurology，2012，79（Suppl 1）：S148-S157.

6. 陈荣华,彭亚,宣井岗,等.缺血性卒中急性期Solitaire AB 支架机械取栓术的效果.中国脑血管病杂志，2013，10（12）：620-624.

7. 王素洁，陈丽丽，李培，等.后循环脑梗死患者静脉溶栓后不同治疗方法的效果对比.中国老年学杂志，2016，36（1）：92-93.

8. 范百亚，康静，贺亚龙，等.动脉溶栓治疗后循环急性脑梗死与静脉溶栓的回顾分析.中风与神经疾病杂志，2015，32（11）：1027-1028.

9. 陈付文，刘金朝，康孝理，等.Solumbra 技术在急性大动脉闭塞性脑梗死机械取栓中的初步应用观察.介入放射学杂志，2019，28（6）：515-520.

10. 邢鹏飞，张永巍，杨鹏飞，等.Solumbra 技术在急性大脑中动脉闭塞机械取栓中的应用.中华神经科杂志，2017，50（3）：184-189.

11. 高宗恩，陈晓辉，陈健，等.以机械取栓为主的动脉内多模式方法治疗急性大动脉闭塞性脑梗死的效果分析.中国脑血管病杂志，2017，14（2）：71-76.

12. GAWLITZA M，FRITZSCH D，QUASCHLING U，et a1. Mechanical thrombectomy in patients with acute vertebrobasilar occlusion using the Trevo device：a single-centle experience. Neuroradiol，2014，56（11）：977-983.

014 颈内动脉狭窄支架植入

病历摘要

患者，男性，71 岁，因"头晕 2 月余"入院。

[现病史]　患者诉 2 个月前无明显诱因出现头晕，无头痛，无恶心、呕吐，无心慌、胸闷，无四肢抽搐，今为求诊治，遂来我院门诊就诊，门诊拟"脑卒中"收入我科，起病以来，患者精神、饮食、睡眠可，大小便正常，体重未见明显变化。

[既往史]　患者既往身体一般。高血压病史。否认糖尿病、冠心病、肾病、肝炎、结核及其他疾病病史。否认手术、外伤及输血史。否认药物、食物过敏史。

[入院查体]　神志清楚，GCS 评分 15 分（E4V5M6），双侧瞳孔等大正圆，直径约 3.0 mm，双侧对光反射灵敏。四肢肌力、肌张力正常，双侧膝腱反射对称引出，双侧 Babinski 征阴性，脑膜刺激征阴性，颈软，病理征阴性。

[实验室检查]　血常规、小生化、肝肾功能、凝血四项、输血四项未见异常。

[辅助检查]　头部 CTA 示脑动脉粥样硬化，右侧颈内动脉节段性中重度狭窄、闭塞。头部灌注提示右侧大脑半球灌注压降低，脑血管造影提示右侧颈内动脉重度狭窄。

[术前诊断]　右侧颈内动脉重度狭窄。

[治疗]　患者入院后完善相关术前检查，于 2019 年 1 月 3 日在局麻下行脑血管造影术，术中造影提示右侧颈内动脉血管造影

笔记

见右侧颈内动脉重度狭窄。于 2019 年 1 月 3 日急诊在全麻下行经皮颈动脉支架植入术，手术过程顺利，术后给予活血、护胃，阿司匹林肠溶片抗血小板聚集等对症治疗，术后患者症状明显改善，并康复出院。术前术后脑血管造影对比见图 14-1。

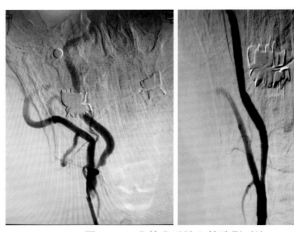

图 14-1　术前术后脑血管造影对比

病例分析

颈动脉狭窄是指可引起脑卒中或短暂性脑缺血发作的颈总动脉和颈内动脉狭窄和（或）闭塞。根据颈动脉狭窄是否引起相应的脑缺血临床症状将颈动脉狭窄分为无症状性颈动脉狭窄和症状性颈动脉狭窄。其中，症状性颈动脉狭窄是指患者在过去 6 个月内发生过与狭窄血管相关的短暂性或持续性同侧大脑半球或视网膜功能缺损。研究表明，症状性颈动脉狭窄与缺血性脑血管病的复发密切相关。

多种原因可导致颈动脉狭窄，不同病因导致颈动脉狭窄的特点不相同。①动脉粥样硬化。动脉粥样硬化是导致中老年患者颈动脉狭窄最常见的病因。患者常常伴有高血压、糖尿病、高脂血症、肥胖、吸烟等其他易导致脑血管损伤的危险因素。动脉粥样硬化的产生机制如下，由于脂质物质在血管壁上堆积，而血管壁内的巨噬细胞吞噬脂质物质形成脂质池，同时伴有脂质池表面纤维帽的形成，脂质核心与纤维帽构成动脉壁粥样硬化斑块的主要组成部分。斑块逐渐增大使管腔逐渐狭窄，或是斑块不稳定，发生破溃，斑块内脂质成分裸露在血管腔内，导致血小板聚集形成血栓，血栓脱落，均可导致脑缺血事件的发生。动脉粥样硬化导致的颈动脉狭窄常位于颈总动脉末端，颈内动脉起始端、颈内动脉虹吸部以及颈内动脉末端（分为大脑前及大脑中动脉部）。②颈动脉夹层。颈动脉由内膜、平滑肌层及外膜层构成，正常情况下各层之间相互连接为统一的整体，血液在血管壁围成的腔中流动。所谓动脉夹层，顾名思义为各种原因导致的血液进入血管壁各层之间导致的血管壁各层间的分离。在以美国和法国社区为基础的调查中，颈动脉夹层的发生率为（2.5～3）/10万。而45岁以下的年轻患者发生的脑卒中，由颈动脉夹层导致者占25%。③与发育、炎症或自身免疫有关的血管病变。④其他一些病变，与发育、血管炎症及自身免疫相关，也可导致颈动脉狭窄，但所占比例极小。如大动脉炎、纤维肌发育不良、烟雾病等。在这部分患者中，年轻患者比例较大。

治疗手段：包括内科保守治疗以及外科手术，内科保守治疗主要是积极治疗颈动脉粥样硬化的危险因素，包括戒烟、戒酒、控制体重、控制血压（目标值＜140/90 mmHg）、血糖管理（糖化血红蛋白＜6.5%），血脂管理（低密度脂蛋白＜2.59 mmol/L）和抗栓治疗等。外科治疗主要是颈动脉支架植入术（CAS）以及颈内动脉内膜剥脱术（CEA），本例患者治疗手段为CAS，CAS

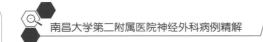

是指在局麻或全麻下，行股动脉穿刺，预先置入脑保护伞于颈动脉狭窄处的远端，然后将金属支架植入狭窄的颈动脉内，支撑狭窄部位，起到使血流通畅的目的。

朱健明教授点评

目前尚无研究足以证明在平均风险系数下血管成形术 / 支架成形术比 CEA 有优势。多中心的随机研究显示，对于平均风险系数的患者，短期内颈动脉支架成形术和 CEA 的安全性相关不大，而长期结果的比较目前仍缺乏。仅在含下述症状时，需在技术条件纯熟的情况下为患者实施动脉架成形术：①充血性心力衰竭或重度左心衰竭者。② 6 周内需要行开胸心脏手术者。③近期心肌梗死者（＜ 24 小时或＞ 1 周）。④不稳定性心绞痛。⑤对侧颈动脉栓塞。2009 年欧洲血管外科协会（ESVS）指南指出，颈动脉血管成形术 / 支架成形术适用于对侧喉神经麻痹、既往颈部根治性手术、既往 CEA（再狭窄）颈动脉病变向分叉部或颅内的延伸等。

参考文献

1. 黄金波. 颈动脉支架介入治疗缺血性脑血管病的临床疗效观察. 中国现代药物应用，2017，11（18）：16-18.

2. 郭大乔，唐骁，符伟国，等. 脑保护下颈动脉支架成形术并发症的防治. 中华普通外科杂志，2015，25（7）：519-522.

3. OGATA T，YASAKA M，KANAZAWA Y，et al. Outcomes associated with carotid pseudo-occlusion. Cerebrovasc Dis，2011，31（5）：494-498.

4. GONZALEZ A，GIL PERALTA A，MAYOL A，et al. Internal carotid artery stenting in patients with near occlusion：30-day and long-term outcome. Am J Neuroradiol，2011，32（2）：252-258.

笔记

015　左颈动脉狭窄

病历摘要

患者，男性，72 岁，因"头晕伴视物模糊 1 月余"入院。

[现病史]　患者诉 1 个月前开始无明显诱因出现头晕伴视物模糊，休息后可自行缓解，无咳嗽、咳痰，无黑蒙、晕厥，无胸痛、心悸，无腹痛、腹胀等。1 个月前因胸闷、气憋至我院心内科就诊，行颈部至颅底 CTA：颈部至颅底动脉粥样硬化，右侧锁骨下动脉开口处轻度狭窄，左侧颈内动脉起始处重度狭窄，左侧颈内动脉眼动脉段中度狭窄。行保守后症状缓解，现为求进一步诊治，入我院就诊，拟"左侧颈动脉狭窄"收入我科治疗。

[既往史]　患者自起病以来，精神睡眠饮食可，大便干结，每 4～5 天 1 次，小便次数及尿量多，体重无明显变化。患者既往身体一般。有高血压病史 5 年，服用厄贝沙坦，血压最高200/120 mmHg，平时控制在 150/75 mmHg。否认糖尿病史。否认肾病史。否认肝炎病史。否认结核病史。自诉 2 年前在某省人民医院门诊查出脑梗死及冠心病，未住院治疗，具体不详。有手术史，2018 年 2 月 7 日于我院心内科介入室局麻下经右侧桡动脉行冠脉造影术，结果示冠状动脉粥样硬化性心脏病。否认外伤及输血史。否认药物、食物过敏史。

[入院查体]　意识清醒，计算力、记忆力、定向力正常，GCS 评分 15 分（E4V5M6）。言语：无感觉性失语、运动性失语、命名性失语。头部：无既往手术切口。双眼视力粗测正常，双侧瞳孔等大等圆，直径约 3.0 mm，双侧对光反射存在，角膜反

射对称存在；双侧肢体肌力对称良好 V 级；肌张力双侧正常；生理反射存在，病例反射未引出。脑膜刺激征：颈软、Kernig 征、Brudzinski 征阴性。

[辅助检查] 我院颈部至颅底 CTA：颈部至颅底动脉粥样硬化，右侧锁骨下动脉开口处轻度狭窄，左侧颈内动脉起始处重度狭窄，左侧颈内动脉眼动脉段中度狭窄（图 15-1）。

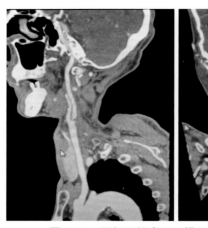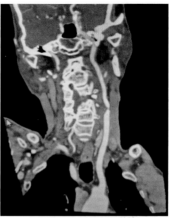

图 15-1 颈部至颅底 CTA 提示左侧颈内动脉狭窄

[实验室检查] 血常规、肝肾功能、凝血四项、小生化、输血四项、乙肝六项等基本正常。

[术前诊断] 左颈动脉狭窄。

[治疗] 患者入院后完善相关检查，头部 MRI 平扫 +MRA：双侧半卵圆中心及脑室旁多发急性腔梗；老年性脑改变，右侧基底节区及脑干陈旧性腔梗，脑内多发缺血灶；脑动脉硬化。患者颈动脉狭窄诊断明确且为重度狭窄，合并相关不适症状，有外科干预指征，为防止发生脑梗死，减轻症状。病情讨论后，与患者及家属交代病情及治疗方案，于 2017 年 3 月 12 日在全麻下行左侧颈动脉内膜剥脱术，术中取出病变内膜。术后患者恢复好，未出现神经损伤，脑梗死等并发症。现伤口愈合，已经拆线。但患

者术后出现谵妄，经神经内科会诊后给予相应药物治疗，患者 3 天后谵妄消失。术后复查头部 MRI 提示较前好转（图 15-2）。

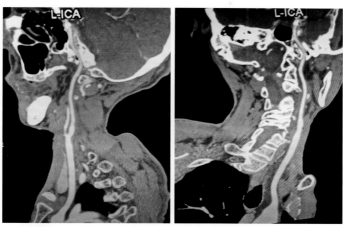

图 15-2　颈动脉内膜剥脱术后 CTA 提示狭窄明显减轻

病例分析

颈动脉狭窄性疾病（carotid stenotic disease）是指可引起脑卒中或短暂性脑缺血发作的颈总动脉和颈内动脉狭窄和（或）闭塞。根据颈动脉狭窄是否引起相应的脑缺血临床症状将颈动脉狭窄分为无症状性颈动脉狭窄和症状性颈动脉狭窄。其中，症状性颈动脉狭窄是指患者在过去 6 个月内发生过与狭窄血管相关的短暂性或持续性同侧大脑半球或视网膜功能缺损。研究表明，症状性颈动脉狭窄与缺血性脑血管病的复发密切相关。

（1）流行病学资料。脑血管病已成为我国第一位致残和致死原因，且发病人数有逐年增多的趋势。我国现存脑血管病患者 700 余万人，其中约 70% 为缺血性脑血管病，据国内外报道，20%～30% 的缺血性脑血管病的直接发病原因是颈动脉狭窄，＞70% 的症状性颈动脉狭窄患者 2 年卒中发生率可高达 26%。来自北美症状性颈动脉狭窄内膜剥脱术试验（NASCET）的

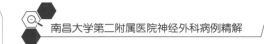

研究数据可知：在 18 个月的内科药物治疗期间，狭窄程度为 70%～79% 的患者卒中风险为 19%；狭窄程度为 80%～89% 的患者卒中风险为 28%；狭窄程度为 90%～99% 的患者卒中风险为 33%。

（2）颈动脉狭窄的评估。目前，临床上用于评估颈动脉狭窄的方法包括彩色血流多普勒超声（CFDS）、CTA、MRA 和 DSA。其中，DSA 仍是目前诊断颈动脉狭窄的"金标准"。造影部位包括主动脉弓、双侧颈动脉及椎动脉的颅内段和颅外段。DSA 检查可观察主动脉弓的类型、颈动脉狭窄病变的性质（狭窄部位、狭窄程度、斑块性质）、对侧颈动脉、椎基底动脉和颅内 Willis 环的完整性等。2011 年国际颅外段颈动脉和椎动脉疾病处理指南推荐，对下列人群需要进行颈动脉狭窄筛查：①伴有高血压、糖尿病、高脂血症、吸烟、有一级亲属在 60 岁前确诊动脉粥样硬化的家族史或有缺血性脑卒中家族史；②伴有颈部杂音；③伴有症状性外周血管疾病、冠心病或动脉粥样硬化性主动脉瘤；④怀疑或已知无症状性颈动脉狭窄＞50%。

（3）颈动脉狭窄的临床表现。无症状性颈动脉狭窄无任何临床表现和体征。症状性颈动脉狭窄主要表现为颈动脉及其分支供血区的神经功能缺损症状及体征。如偏身运动障碍、偏身感觉障碍、失语（优势半球）、视觉障碍、认知功能障碍等，严重者可有昏迷甚至危及生命。

（4）颈动脉狭窄的治疗。首先，根据详细的病史、体检和辅助检查将颈动脉狭窄分成症状性颈动脉狭窄和无症状性颈动脉狭窄。症状性颈动脉狭窄，脑卒中风险与狭窄严重程度相关；而无症状性颈动脉狭窄发生脑卒中取决于以下几点：①动脉粥样硬化斑块是否为不稳定斑块；②颈动脉狭窄的严重程度；③侧支循环的开放程度；④血流动力学状态等因素。

笔记

颈动脉狭窄的治疗主要包括内科保守治疗和外科手术治疗。其中，内科治疗主要是积极治疗颈动脉粥样硬化的危险因素，包括戒烟、戒酒、控制体重、控制血压（目标值＜ 140/90 mmHg）、血糖管理（糖化血红蛋白＜ 6.5%）、血脂管理（低密度脂蛋白＜ 2.59 mmol/L）和抗栓治疗等；外科血管重建术主要包括颈动脉内膜剥脱术和颈动脉支架植入术。

朱健明教授点评

对于颈动脉狭窄的治疗目前主要有两种治疗方式：颈动脉内膜剥脱术和颈动脉支架成形术。该例患者颈部至颅底 CTA 提示左侧颈动脉重度狭窄，重度颈动脉狭窄患者的颈动脉管腔由于长时间的脂质沉积、炎症刺激和内膜增生，纤维化严重，管壁的顺应性较差，支架置入后往往不能达到预期的动脉扩张效果，此外重度狭窄的患者斑块体积较大，支架置入操作中斑块破裂、栓子脱落风险可能更高，对于重度狭窄的患者优先考虑行颈动脉内膜剥脱术。术后并发症主要是再灌注损伤及相关症状，颈动脉内膜剥脱术与颈动脉支架成形术两者在术后血流恢复后灌注损伤的发生率方面并无明显差异，表现为认知功能障碍较多见，发生率约 10% ～ 30%，主要考虑血流恢复后灌注损伤引起。术后高血压与灌注损伤有重要关系，术后血压监测尤为重要，术后对症支持治疗，大多数症状可恢复。总之，对于重度颈动脉狭窄，采取颈动脉内膜剥脱术不仅围术期安全性高，而且能有效降低颈动脉狭窄患者脑卒中或短暂性脑缺血发作的发生率，可作为首选治疗方法。

笔记

参考文献

1. FURIE K L，KASNER S E，ADAMS R J，et al. Guidelines for the prevention of stroke in patients with stroke or transient ischemic attack：a guideline for healthcare professionals from the American Heart Association/American Stroke Association. Stroke，2011，42（1）：227-276.

2. KAKISIS J D，ANTONOPOULOS C N，MANTAS G，et al. Cranial nerve injury after carotid endarterectomy：incidence，risk factors，and time trends. Eur J Vasc Endovasc Surg，2017，53（3）：320-335.

3. GALYFOS G，SIANOU A，FILIS K. Cerebral hyperperfusion syndrome and intracranial hemorrhage after carotid endarterectomy or carotid stenting：a meta-analysis. J Neurol Sci，2017，381：74-82.

4. FAROOQ M U，GOSHARIAN C，MIN J，et al. Pathophysiology and management of reperfusion injury and hyperperfusion syndrome after carotid endarterectomy and carotid artery stenting. Exp Transl Stroke Med，2016，8（1）：7.

5. CONNOLLY E S，WINFREE C J，RAMPERSAD A，et al. Serum S100B protein levels are correlated with subclinical neurocognitive declines after carotid endarterectomy. Neurosurg，2001，49（5）：1076-1082.

6. 章杰，张喜成，韦润译，等. 颈动脉内膜剥脱术后认知功能障碍患病率及危险因素的 Meta 分析. 实用老年医学，2019，33（9）：907-911.

7. 赵志青，韩同磊. 颈动脉内膜剥脱术治疗颈动脉狭窄的长海经验. 中华医学杂志，2019，99（15）：1189-1193.

8. 许志剑，余丹枫，蒋烽烽，等. 颈动脉内膜剥脱术和支架成形术治疗老年颈动脉狭窄的临床研究. 中华老年医学杂志，2019，38（3）：265-268.

9. 刁永鹏，刘昌伟，宋小军，等. 颈动脉内膜剥脱术治疗老年颈动脉狭窄患者的危险因素分析. 中华普通外科杂志，2014，29（6）：448-451.

10. 倪冷，刘昌伟，崔丽英，等. 颈动脉内膜剥脱术后脑过度灌注综合征的危险因素分析. 中华外科杂志，2013，51（9）：800-803.

11. 杨耀国，陈忠，寇镭，等. 颈动脉内膜剥脱术后脑血管并发症相关危险因素分析. 中华医学杂志，2019，99（21）：1636-1640.

第二章
脑肿瘤

016 垂体腺瘤（一）

病历摘要

患者，29 岁，男性，因"发作性肢体抽搐 26 年，发现颅内占位半年"入院。

[现病史] 家属代诉首次发作时间为 3 岁，发病时表现为双眼上翻，四肢抽搐，无口吐白沫，无颜面发绀，持续 1 ～ 2 分钟，以后症状反复发作，病初每日发作，发作形式较前相似，以后症状发作频率逐渐减少，发作前无先兆，清醒及睡眠中均有发作，

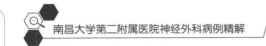

发作后大汗。发病 3 个月后至 28 岁一直无发作。28 岁时（2017年 6 月底）症状再次发作，发作形式无改变，睡眠中出现，发作后不能回忆发作时情景，发作无规律，约半年发作 1 次，2017 年下半年至当地医院就诊，行头部 MRI 提示脑发育不良，垂体瘤，行脑电图提示癫痫样放电，建议口服抗癫痫药物，患者未服药。

[入院查体]　神志清楚，自动睁眼，对答正确，按吩咐运动，GCS 评分 15 分，患者双侧瞳孔等大等圆，对光反射灵敏，患者四肢肌力正常，双眼视力 4.5（0.3），视野无明显缺损。

[实验室检查]　患者血常规、肝肾功能、凝血功能大致正常。术前性腺激素六项结果如下表所示（表 16-1）。

表 16-1　术前性腺激素六项

项目		结果	单位	参考值
FSH	促卵泡刺激素	2.15	mIU/mL	男：1.4 ～ 18.1；女：卵泡期 2.5 ～ 10，排卵期 3.4 ～ 33，黄体期 1.5 ～ 9.1，绝经期 23 ～ 116
LH	黄体生成素	0.65	mIU/mL	男：1.5 ～ 9.3；女：卵泡期 1.9 ～ 13，排卵期 8.7 ～ 76，黄体期 0.5 ～ 17，绝经期 15.9 ～ 54
E_2	雌二醇	16.20	pg/mL	男：0 ～ 39.8；女：卵泡期 19.5 ～ 144.2，排卵期 63.9 ～ 356.7，黄体期 55.8 ～ 214.2，绝经期 0 ～ 32.2
PRGE	孕酮	1.03	ng/mL	男：0.28 ～ 1.22；女：卵泡期 0.15 ～ 1.4，排卵期 0.95 ～ 3.15，黄体期 3.3 ～ 26，绝经期 0.1 ～ 0.73
PRL	泌乳素	＞ 200.00	ng/mL	2.1 ～ 17.7
TSTO	睾酮	155	ng/dL	男（＜ 50 岁）：123.06 ～ 813.8；≥ 50 岁：86.98 ～ 780.10

[辅助检查]　头部 MRI 示鞍区垂体腺瘤（图 16-1）。

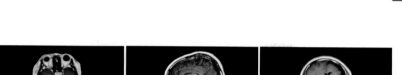

图 16-1　头部 MRI

[术前诊断]　垂体腺瘤（泌乳素型）。

[治疗]　完善术前检查后，于 2018 年 3 月 7 日行神经内镜下垂体腺瘤切除术。术中连同假包膜一并切除垂体腺瘤，肿瘤内镜下全切，鞍膈保存完好，无脑脊液瘘。术后予以常规对症治疗。术后泌乳素复查曲线：术后患者泌乳素逐渐恢复正常（图 16-2）。术后头部 MRI 复查：肿瘤全切，无明显肿瘤残留（图 16-3）。

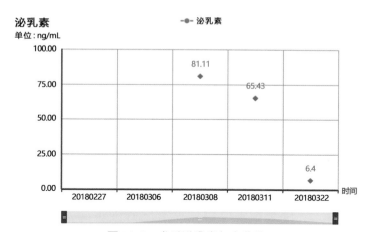

图 16-2　术后泌乳素复查曲线

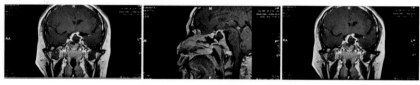

图 16-3　术后头部 MRI 复查

97

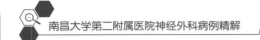

病例分析

　　泌乳素型垂体瘤是垂体瘤的一种，是最常见的功能性垂体腺瘤，约占成人垂体功能性腺瘤的 40%～45%。泌乳素瘤是由垂体泌乳素细胞瘤分泌过量泌乳素引起的下丘脑－垂体疾病中常见的一种疾病，典型的临床表现有闭经、溢乳、不孕（育）、高泌乳素血症及视力下降。

　　垂体泌乳素腺瘤选择手术治疗需根据以下情况综合判断：肿瘤大小、血泌乳素水平、全身情况、药物治疗反应、患者的意愿及对生育的要求。微腺瘤占垂体泌乳素腺瘤大部分，且绝大多数不会生长，所以手术干预通常不作为首选。外科治疗目的：①迅速缓解内分泌异常，使血泌乳素降至正常范围。②保留正常垂体功能。③尽可能减少肿瘤复发。④缓解脑脊液漏。

　　临床一般建议以下几类患者可进行手术治疗：①垂体微腺瘤经药物治疗 3～6 个月无效或效果欠佳者。②药物治疗反应较大不能耐受者。③巨大垂体腺瘤伴有明显视路压迫，药物治疗无法控制血泌乳素和缩小肿瘤体积。④经药物治疗 3～12 个月后，血泌乳素水平降至正常，但肿瘤体积仍没有变化，需考虑垂体无功能腺瘤可能。⑤侵袭性垂体腺瘤伴有脑脊液鼻漏，或药物治疗后出现脑脊液鼻漏者。⑥带瘤生存的心理承受能力不足或拒绝长期服用药物治疗者。⑦药物治疗或其他原因导致垂体瘤卒中，表现剧烈头痛和急剧视力减退者。⑧垂体大腺瘤伴囊变，药物治疗通常无法缩小肿瘤体积。⑨经验丰富的术者认为有较好的手术全切除预期，且充分考虑到患者手术的意愿。

　　然而如果术后有肿瘤残留，术后肿瘤复发仍会导致泌乳素升高，因此手术全切为治疗泌乳素型垂体腺瘤的关键。

专家点评

　　临床上泌乳素型垂体腺瘤多采用溴隐亭保守治疗，但部分患者不能耐受药物不良反应，或患者出现了颅内压增高、视觉障碍等严重影响生活的症状时，多数还是选择手术治疗。大多数垂体腺瘤外科手术治疗目标是最大程度减轻肿瘤质量、视觉通路减压、减少激素的过量分泌、改善临床症状及预防并发症。术后注意水电解质失衡和尿崩症等并发症的处理。

参考文献

1. BETTTENCOURT-SILVA R，QUEIROS J，PEREIRA J，et al. Giant prolactinoma，germline BRCA1 mutation，and depression：a case report. J Med Case Rep，2018，12（1）：360.

2. DANTAS N C B，SOARES C E L，MARTINS M R A，et al. Giant prolactinoma causing hydrocephalus and intracranial hypertension as first manifestations of multiple endocrine neoplasia type 1. Front Endocrinol，2019，10：582.

3. DAI C X，LIU X H，MA W B，et al. The treatment of refractory pituitary adenomas. Front Endocrinol，2019，10：334.

4. KUZU F，UNAL M，GUL S，et al. Pituitary apoplexy due to the diagnostic test in a cushing's disease patient. Turk Neurosurg，2018，28（2）：323-325.

5. VARLAMOV E V，MCCARTHNEY S，FLESERIU M，et al. Functioning pituitary adenomas current treatment options and emerging medical therapies. Eur Endocrinol，2019，15（1）：30-40.

017 垂体腺瘤（二）

病历摘要

患儿，男性，8 岁，因"头晕 3 月余伴视物模糊 1 月余"入院。

[现病史] 患儿 3 个月前无明显诱因出现头晕，休息后稍好转，家属未加以重视，患儿近 1 个月来，感头晕加重，同时出现视物模糊，视力明显下降，无恶心、呕吐症状，遂到当地医院就诊，诊疗措施具体不详，视力未见明显好转，遂到我院就诊，行头部 CT 提示鞍区占位病变，为进一步明确诊断及治疗，故入我科就诊，门诊拟"垂体瘤"收入住院，患者自发病以来，无癫痫发作，体重未见明显改变，大小便正常，体温正常。

[既往史] 既往体健，未诉相关病史。

[入院查体] 意识清醒，GCS 评分 15 分（E4V5M6）。双侧瞳孔不等大等圆，右侧瞳孔直径 5.0 mm，左侧瞳孔直径 3.0 mm，右侧对光反射消失，左侧对光反射灵敏；右眼视力 1 米指动，左眼视力 0.1，双侧肢体肌力对称，双侧侧肢体肌力 V 级，肌张力不高；双侧腹壁反射存在；双侧二头肌、三头肌、桡骨膜反射、膝反射、跟腱反射存在；双侧 Hoffmann 征、Oppenheim 征、Gordon 征、Babinski 征阴性；双侧膝阵挛、踝阵挛阴性。颈软、Kerning's 征、Brudzinski 征阴性。

[实验室检查] 血常规、电解质、肝肾功能、凝血功能大致在正常范围内。激素检查：生长激素 17.85 ng/mL，游离甲状腺激素 0.56 ng/dL，睾酮 17.0 ng/dL，黄体生成素 < 0.07 mIU/mL，促

卵泡刺激素＜ 0.30 mIU/mL，余激素正常范围内。

[辅助检查]　心电图、胸部 X 线片未见明显异常。鼻旁窦 CT（图 17-1）提示双侧全组鼻旁窦炎，右侧鼻甲肥厚，垂体窝占位。完善头部 MRI 平扫＋增强检查（图 17-2）示鞍区见椭圆形占位，大小约 3.8 cm×2.2 cm×3.7 cm，内部信号不均匀，见斑片状 T_1 高信号，T_2 低信号，DWI 呈不均匀高信号，病灶突破鞍膈向上生长，鞍底下陷；垂体显示不清；视交叉受压上抬，显示不清；双侧海绵窦推挤改变；斜坡及颅底骨质未见明显异常；脑实质内未见异常信号；眼眶及鼻旁窦无异常；鼻咽部黏膜增厚；鞍区占位呈不均匀中度强化，边缘环形明显强化，脑实质内未见明显强化，提示：垂体大腺瘤并卒中可能性大。

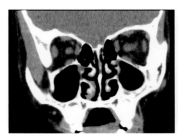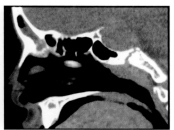

图 17-1　鼻旁窦 CT

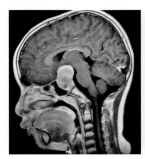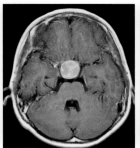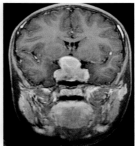

图 17-2　术前头部 MRI 平扫＋增强

[术前诊断]　垂体腺瘤。

[治疗] 排除手术禁忌证后，于 2018 年 5 月 16 日在全麻下行经鼻蝶垂体瘤切除术。术后给予醒脑、护胃、预防癫痫、监测 24 小时尿量、重症监护处理。患者恢复顺利，术后未出现尿崩、电解质紊乱、感染、脑脊液鼻漏等并发症，复查激素大致正常水平。2018 年 5 月 22 日复查头部 MRI（图 17-3）示鞍区结构紊乱，见团片状长 T_1、长 T_2 信号及短 T_1、短 T_2 信号，垂体柄右偏，双侧海绵窦结构欠清晰；脑室系统对称无扩大，脑沟、脑池形态正常，脑中线结构居中；脑实质内未见异常信号；冠状位 T_2 FLAIR 未见异常信号；小脑、脑干未见异常信号；颅颈结合部未见异常；双侧额窦、筛窦、上颌窦及蝶窦黏膜肥厚；眼眶、鼻咽部未见异常；双侧中耳乳突未见异常。鞍内见环形明显强化，中央片状无强化区，视交叉未见异常对比强化；脑实质未见异常对比强化，脑沟、脑池清晰，脑膜及室管膜未见增厚及异常对比强化，提示鞍区术后改变，随访。

病理诊断：（鞍区）垂体腺瘤，部分区细胞生长活跃；患者无头晕、头痛，右眼视力较术前改善，于 2018 年 5 月 23 日出院。

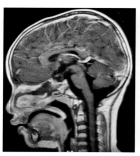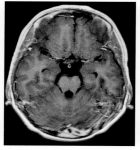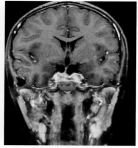

图 17-3　术后头部 MRI

随访：患者出院 3 个月随访，无明显不适，右眼视力较出院无明显变化；复查各项激素在正常水平范围内；生长情况未见明显异常。

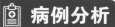 **病例分析**

　　垂体瘤简介：垂体瘤是最常见的中枢神经系统肿瘤之一。流行病学研究表明，在一般人群中垂体瘤的发病率高达 16.7%。垂体瘤中 32% ～ 66% 为泌乳素瘤，8% ～ 16% 为生长激素瘤，2% ～ 6% 为促肾上腺皮质激素瘤，1% 为促甲状腺激素瘤，15% ～ 54% 为无功能瘤。

　　（1）病因。垂体瘤的病因到目前为止尚不完全清楚，目前有两种学说：垂体细胞自身缺陷学说和下丘脑调控失常学说。目前的共识是单纯下丘脑调控激素作用增强或减弱并不能引起垂体瘤，垂体发病的根本原因是细胞出现单克隆基因异常，然后在内外因素的促进下，单克隆细胞不断地增生，逐渐发展为垂体瘤。

　　（2）辅助检查。包括内分泌检查、影像学检查和病理学检查，其中病理学检查是最为可靠的诊断方法，误诊率很低。

　　（3）诊断与鉴别诊断。垂体瘤的诊断主要根据临床表现、内分泌检查、影像学检查以及病理学结果来加以诊断；主要与颅咽管瘤、鞍区脑膜瘤、床突旁动脉瘤、视神经胶质瘤、脊索瘤、表皮样囊肿、异位生殖细胞瘤、空泡蝶鞍综合征加以鉴别诊断。

　　（4）治疗。垂体瘤的治疗方式包括手术、药物及放疗。其中任何单一的治疗方式都不能完全治愈该疾病，具体的治疗方案应该根据患者的垂体瘤的大小、患者的激素分泌情况及身体功能等综合情况来选择。

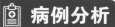 **郭华教授点评**

　　本病例为小儿垂体瘤，以头晕、视物模糊为最初症状就诊。

笔记

通过内分泌以及影像学检查发现，应分类为无功能性垂体腺瘤，肿瘤体积较大，术前考虑有卒中的可能，加之出现了视力障碍、头晕等症状，患者年龄较小，目前行经鼻蝶内镜下手术治疗是较为理想的治疗方案。经鼻内镜治疗鞍区肿瘤是一个较为普及的常规手术，但术中应该特别注意周围解剖结构，避免损伤重要神经、血管，术后注意避免出现尿崩、电解质紊乱、激素异常、感染、脑脊液鼻漏等常见并发症，这些并发症的出现都会严重影响到患者的正常生活，所以在手术之后一定要多注意患者日常护理，这样才可以减少术后并发症。

参考文献

1. DI LORGI N, NAOPLI F, ALLEGRI A E M, et al. Diabetes insipidus—diagnosis and management. Horm Res Paediatr, 2012, 77（2）: 69-84.

2. SHKARUBO A N, SHISHKINA L V, SERVOA N K, et al. Endoscopic endonasal surgical treatment of large pituitary adenoma, spreading into the posterior fossa. Zh Vopr Neirokhir Im N N Burdonko, 2015, 79（6）: 85-91.

4. 张卫, 胡国汉, 金建平, 等. 应用内镜修补经鼻蝶垂体腺瘤切除术后脑脊液鼻漏. 中国微侵袭神经外科杂志, 2013, 18（1）: 31-32.

5. 乔建华, 海燕. 内镜下经蝶入路切除垂体腺瘤术后颅内感染的危险因素分析. 中国临床神经外科杂志, 2017（6）: 41-45.

6. ZHANG L Q, CHEN M H. Analysis of factors causing intracranial infection after endoscopic resection of pituitary tumors by transnasal—sphenoidal approach. Biomedi Res, 2014, 25（4）: 437-440.

7. CAPPABIANCA P, CAVALLIO L M, COLAO A M, et al. Surgical complications associated with the endoscopic endonasal transsphenoidal approach for pituitary adenomas. J Neurosurg, 2002, 97（2）: 293-298.

018 垂体腺瘤（三）

病历摘要

患者，女性，60岁，因"右眼视力下降5年"入院。

[现病史] 患者于5年前无明显诱因出现右眼视力下降，期间反复头晕、头痛、有不适感，无恶心、呕吐等其他不适，期间未引起重视，后在他院行头部MRI平扫提示鞍区病变，提示垂体瘤。

[既往史] 患者既往身体一般。糖尿病病史4年（具体不详）。否认高血压、冠心病、肾病、肝炎、结核及其他疾病病史。否认手术、外伤及输血史。否认药物、食物过敏史。

[入院查体] 神志清楚，自动睁眼，对答正确，查体合作，GCS评分15分。双侧瞳孔等大等圆，直径3.0 mm，对光反射灵敏；眼球活动一般。左眼视力0.4，右眼只存在光感。颈软，Kernig征阴性，脊柱四肢未见畸形，无压痛，活动正常，各关节未见红肿。双下肢未见浮肿，四肢浅感觉正常。四肢肌力Ⅴ级，肌张力正常。生理反射存在，病理反射未引出。

[辅助检查] MRI+CT提示鞍区占位伴双侧大脑前动脉A1段受压推移，考虑垂体瘤。术前增强MRI示鞍区占位（图18-1）。

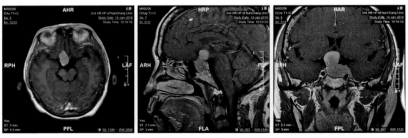

图 18-1　术前增强 MRI

[实验室检查]　血常规、小生化、肝肾功能、凝血四项、输血四项未见异常。泌乳素 38.74 ng/mL；游离甲状腺激素：FT_3 2.19 pg/mL，FT_4 0.59 ng/mL。

[术前诊断]　垂体瘤。

[治疗]　患者入院后完善相关术前检查，于 2019 年 1 月 6 日行经鼻蝶垂体瘤切除术，术后予以止血、护胃、营养神经、激素冲击治疗，术后病理提示垂体腺瘤与临床诊断一致，术后患者视力有所恢复。术后实验室检查性腺激素六项恢复正常，游离甲状腺激素：FT_3 1.57 pg/mL，FT_4 0.7 ng/mL。术后复查 MRI 见图 18-2。

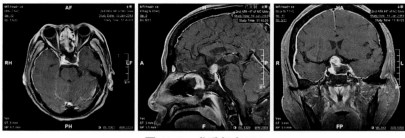

图 18-2　术后复查 MRI

病例分析

患者为 60 岁女性，以右眼视物模糊为主要临床表现。体检：

左眼视力 0.4，右眼只存在光感提示视神经受压破坏。实验室检查均提示垂体相关激素异常。MRI+CT 检查提示鞍区占位伴双侧大脑前动脉 A1 段受压推移，考虑垂体瘤。

诊疗思路如下。临床表现为视力障碍，垂体相关激素异常。MRI 检查显示鞍区占位伴双侧大脑前动脉 A1 段受压推移，考虑垂体瘤。

与肿瘤鉴别诊断。①颅咽管瘤：多发生于幼儿及年轻人，病理变化缓慢，除视力和视野障碍外，还有发育停止、性器官不发育、肥胖和尿崩等垂体功能减低和丘脑下部受累的临床表现，体积大的肿瘤呈现颅内压增高症状。临床影像学显示多数病例肿瘤有囊变、钙化。肿瘤多位于鞍上，垂体组织在鞍内底部。②鞍结节脑膜瘤：多发生于中年人，病情进展缓慢，初发症状为进行性视力减退伴有不规则的视野缺损，头痛，内分泌症状不太明显。临床影像学表现为肿瘤形态规矩，加强综合治疗疗效明显，肿瘤位于鞍上，垂体组织在鞍内底。③拉氏囊肿：发病者年轻，病理变化多无明显表现，少部分呈现内分泌混乱和视力减退。临床影像学可见体积较小的囊肿位于垂体前后叶之间，类似"三明治"。大型囊肿垂体组织被推挤到囊肿的下、前、上方。该病最易误诊为垂体瘤。④生殖细胞瘤又称异位松果体瘤：多发生于幼儿，患者病情发展快，多饮多尿，性早熟，消瘦，临床症状明显。临床影像学变化多位于鞍上，加强综合治疗疗效明显。⑤视交叉胶质瘤：多发生于幼儿及年轻人，以头痛、视力减退为主要临床表现，临床影像学变化多位于鞍上，病理变化边界不清，为混杂危险信号，加强综合治疗疗效不太明显。⑥上皮样囊肿：青年人多见，病理变化缓慢，临床表现为视力障碍，临床影像学表现为低危险信号

笔记

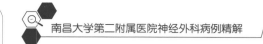

变化。

与炎症鉴别诊断。①垂体脓肿：反复发生转移热、头痛，视力减退明显，同时可伴有其他颅神经受损，通常病情发展迅速。在临床影像学检查中体积通常不大，与临床症状不相符。蝶鞍周边软组织结构强化明显。②嗜酸性肉芽肿：症状近似垂体脓肿，而且发展更快，除头痛、视力减退外，经常有多组颅神经受损，多伴有垂体功能低下。病变部位累及范畴广泛，例如鞍内、蝶窦内、鞍上、前中后颅等部位。在临床影像学检查中周边硬膜强化明显。③淋巴细胞性垂体炎：尿崩为主要临床表现，部分伴有垂体功能低下。临床影像学表现为垂体柄明显增粗，垂体组织不同程度地增大。④霉菌性炎症：症状近似垂体脓肿，多有长期应用激素和抗生素史，部分病例其他颅神经受损。⑤结核性脑膜炎：多为青年或幼儿发病，临床表现为头痛、发热，有脑膜炎病史，临床影像学显示有粘连性脑积水。

垂体腺瘤为成人脑肿瘤的第三大常见肿瘤，仅次于脑膜瘤和胶质瘤。近期来，通过尸体解剖和影像学检查发现，垂体腺瘤的发生率分别为 14.4% 和 22.5%。垂体腺瘤虽被定义为良性肿瘤，但垂体组织位置特殊，周围有重要的神经及血管，可对周围组织结构造成侵袭，并且垂体腺瘤一旦侵袭周围重要结构，将严重影响患者的生活质量，同时也会增加手术难度，术后易复发。临床上垂体腺瘤的侵袭将会导致患者出现视力减退、内分泌紊乱等多种不良影响，目前临床上主要以手术切除为主要的治疗手段。

沈晓黎教授点评

垂体瘤是一组源于垂体前叶和垂体后叶及颅咽管上皮残余细

胞的肿瘤，是最常见的鞍区占位性病变。垂体瘤大致诊断如下：临床表现为视力障碍、头痛，垂体功能减退，MRI 检查显示垂体后叶或垂体柄肿块性病变，CT 检查排除明显钙化灶。垂体瘤的手术、药物治疗和放疗都取得了巨大的进展，规范化治疗可以提高垂体瘤的诊治水平，但对于垂体瘤的治疗仍存在很多问题需要继续研究。针对具体患者应个体化对待。垂体瘤的综合治疗有着其独特的优势，可能成为未来垂体腺瘤治疗的方向。

参考文献

1. ZHANG S J，WANG F，GUO D S. Targeting Raf/MEK/ERK pathway in pituitary adenomas. Eur J Cancer，2012，48（3）：389-395.

2. DALY A F，RIXHON M，ADAM C，et al. High prevalence of pituitary adenomas：a cross-sectional study in the province of Liege，Belgium. J Clin Endocrinol Metab，2006，91（12）：4769-4775.

3. SCHEITHAUER B W，KURTKAYA-YAPICIER O，KOVAS K T，et al. Pituitary carcinoma：a clinicopathological review. Neurosurg，2005，56（5）：1066-1074.

4. SHAO S，LI X. Clinical features and analysis in 1385 Chinese patients with pituitary adenomas. J Neurosurg Sci，2013，57（3）：267-275.

019 鞍区脑膜瘤（一）

病历摘要

患者，女性，66岁，主因"突发右眼视物模糊20天余"入院。

[现病史] 患者自诉于20天前无明显诱因出现视物模糊，无头痛、头晕，无恶心、呕吐，无胸闷、气促，无四肢抽搐等不适症状，当时未加以重视，近期感视物模糊不见好转，故来我院就诊，于我院门诊行头部MRI平扫＋增强扫描示鞍上区占位病变，考虑为脑膜瘤可能性大。门诊故拟"鞍区病变"收治入我科治疗。

[入院查体] 神志清楚，查体合作，GCS评分15分。右眼光感，左眼视力5.0（1.0），双侧瞳孔等大等圆，直接、间接对光反射灵敏。四肢肌力及肌张力正常，主动活动正常，双下肢无水肿。双侧膝腱反射对称引出，双侧Babinski征阴性，脑膜刺激征阴性。视野检查：右眼全盲。

[实验室检查] 血常规、肝肾功能、凝血功能等大致正常。

[辅助检查] 心电图、胸部X线片正常。头部MRI平扫＋增强（图19-1）：鞍上区见一类圆形占位，边界清楚，大小约2.4 cm×2.3 cm×2.3 cm，以稍长T_1、稍长T_2信号为主，T_2 FLAIR呈稍高信号，DWI呈稍高信号，视交叉受压后移，病灶边缘见血管流空信号。垂体未见异常。眼眶、鼻咽部、鼻旁窦未见异常。鞍上区病灶呈"快速、明显、均匀、持续"强化，宽基底附着脑膜，可见"脑膜尾征"。脑实质未见异常强化。

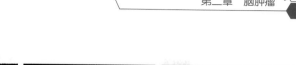

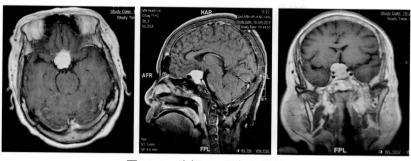

图 19-1　头部 MRI 平扫 + 增强

诊断提示：鞍上区占位病变，考虑为脑膜瘤可能性大。

[术前诊断]　鞍结节脑膜瘤。

[治疗]　患者入院后完善相关检查后，未见明显手术禁忌证，于 2018 年 11 月 14 日在我院全麻下行神经内镜下经鼻蝶鞍区肿瘤切除术。术后病理：镜下见瘤细胞呈合体样，片状排列，散在砂粒体。免疫组化：瘤细胞 CK（−）、Vim（+）、EMA 弱（+）、S-100 灶（+）、PR（+）、Ki-67 约 5%（+）。诊断：（鞍区）脑膜皮细胞型脑膜瘤。术后 3 个月后随访，复查头部 MRI 平扫 + 增强（图 19-2）：鞍上区肿瘤切除术后，术区见类圆形短 T_1 长 T_2 信号，信号欠均匀，T_1 压脂呈低信号，病灶后缘见弧形等 T_1 等 T_2 信号，与视交叉分界欠清。鞍上区未见异常强化结节。脑实质内未见异常强化。

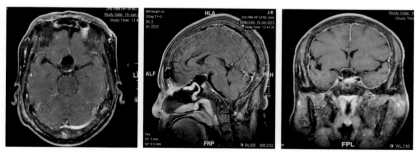

图 19-2　复查头部 MRI 平扫 + 增强提示结节脑膜瘤术后改变，未见明确肿瘤残留或复发征象

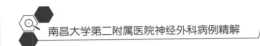

病例分析

鞍上区属于中颅底的一部分，其主要包括鞍结节、蝶骨平台、鞍膈、前床突等，周围由视交叉、双侧颈内动脉、垂体柄、海绵窦等包绕，是颅底较为复杂的区域。鞍结节脑膜瘤，是该区域常见的良性肿瘤之一，占颅内脑膜瘤的 5% ~ 10%，临床主要表现为肿瘤侵犯视神经或视交叉引起的视力视野障碍，一般先表现为单侧视力受损，其后双侧视力视野下降。单侧视力下降占 50%，双眼视力下降占 55%，眼底检查可见原发视乳头萎缩。头痛是本病的另一常见症状，少数可表现为精神障碍，如嗜睡、记忆力下降，可能与肿瘤压迫额叶底面有关。

极少数患者可表现为垂体瘤的内分泌功能障碍，如性欲减退、闭经等，可能与肿瘤压迫垂体导致内分泌功能紊乱有关。本病的诊断主要根据影像学表现，头部 MRI 主要表现为清晰的肿瘤边界，和垂体分界清楚，垂体柄位置正常。矢状位可见明显的脑膜尾征、强化均匀、密度较骨质低，少数患者可见骨质破坏。头部 CT 可表现为局限性骨质破坏、骨板弥漫性增生。根据影像学表现上肿瘤和鞍结节的位置可将鞍结节脑膜瘤分为 3 类：单纯鞍结节脑膜瘤、鞍结节和鞍膈结合型脑膜瘤、单纯鞍膈脑膜瘤，不同的脑膜瘤分型可指导不同的手术方式。

主要有经翼点或扩大翼点入路（pterional or extended pterional approach）、眶上锁孔入路（supra-orbital keyhole approach）、纵裂入路（anterior interhemispheric approach）和神经内镜下经鼻蝶入路（endoscopic endonasal surgery，EES）。对于手术入路的选择目前争议较多，但无论何种入路，详细的术前评估都是必要的。经

笔记

颅入路的缺点是创伤较大，要对脑组织进行牵拉，易发生嗅神经和视神经的操作性损伤等手术副损伤。也有过短暂的显微镜经鼻蝶手术时期，但手术操作空间狭小，管状视野，无法直视下分离和切除鞍上肿瘤，未得到推广。随着内镜设备及技术的发展，内镜下经鼻蝶扩大入路切除鞍结节脑膜瘤得到较多学者关注。

郭华教授点评

　　神经内镜治疗鞍结节脑膜瘤是目前较新的手术方式，其优势主要在于对脑组织损伤最小，相比开颅手术对周围无明显的牵拉作用，并且可清除被肿瘤侵犯的骨质和硬膜，做到 Simpson Ⅰ级切除。经颅底治疗的目标：①清除被肿瘤破坏的骨质及硬膜；②全切肿瘤；③美容的需要。鞍结节脑膜瘤 EES 手术中可按常规神经内镜下经鼻蝶垂体瘤切除术的经典手术步骤进行，在到达鞍底时可先打开鞍底硬膜，以保证手术中垂体的完整性。可逐步进行肿瘤切除，切除程度应以暴露双侧颈内动脉、视交叉、垂体柄、垂体上动脉、前交通动脉及后交通动脉为标准。

　　由于蛛网膜的打开，术后必需行鞍底修补术，包括带蒂黏膜瓣、游离大腿外侧阔筋膜、游离肌肉、腹部脂肪等。修补顺序：将硬膜内先填塞脂肪，放置阔筋膜，骨瓣复位固定，生物蛋白胶固定，黏膜瓣覆盖，明胶海绵覆盖（避免拔除鼻腔棉条时对黏膜瓣的牵拉），鼻腔填塞碘仿纱条。

参考文献

1. NANDA A，PATRA D P，SAVARDEKAR A R，et al. Surgery of tuberculum sellae meningioma：a technical purview on pterional approach. J Neurol Surg B Skull

笔记

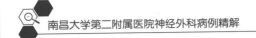
Base，2018，79（Suppl 3）：S265-S266.

2. 杨远霞. 神经内镜下经眶上锁孔鞍结节脑膜瘤切除术的手术配合. 实用临床护理学电子杂志，2017，2（35）：117，198.

3. 王冠，黄卫民，彭才祖. 经纵裂入路显微切除术治疗鞍结节脑膜瘤效果观察. 河南外科学杂志，2017，23（3）：34-36.

4. SHAHEIN M，MONTASER A S，TODESCHINI A B，et al. Endoscopic endonasal resection of tuberculum sellae meningioma with utilization of indocyanine green. J Neurol Surg B Skull Base，2018，79（Suppl 3）：S269-S270.

5. SONG S W，KIM Y H，KIM J W，et al. Outcomes after transcranial and endoscopic endonasal approach for tuberculum meningiomas-a retrospective comparison. World Neurosurg，2018，109：e434-e445.

6. TUREL M K，TSEMOULAS G，REDDY D，et al. Endonasal endoscopic transsphenoidal excision of tuberculum sellae meningiomas：a systematic review. J Neurosurg Sci，2016，60（4）：463-475.

7. TUREL M K，TSEMOULAS G，Yassin-Kassab A，et al. Tuberculum sellae meningiomas：a systematic review of transcranial approaches in the endoscopic era. J Neurosurg Sci，2019，63（2）：200-215.

020　鞍区脑膜瘤（二）

病历摘要

患者，49 岁，女性，因"视物模糊 1 年余"入院。

[现病史]　患者及家属诉患者于 1 年前无明显诱因出现视物模糊，伴重影，无头晕、头痛不适，无恶心、呕吐，无肢体抽搐，无昏迷史，未引起重视，未行具体治疗，现上述症状加重，2018 年 12 月 30 日就诊于南昌大学某附院眼科，行头部 MRI 提示鞍区病变。

[既往史]　患者既往身体一般。2010 年有 CO 中毒史，20 年前有血吸虫病史。否认高血压、糖尿病、冠心病、肾病、肝炎、结核及其他疾病病史。否认手术、外伤及输血史。否认药物、食物过敏史。

[入院查体]　神志清楚，自动睁眼，对答正确，查体合作，GCS 评分 15 分。双侧瞳孔等大等圆，直径 3.0 mm，对光反射灵敏；眼球活动一般。左眼视力 0.5，右眼一米数指不清。颈软，Kernig 征阴性，脊柱四肢未见畸形，无压痛，活动正常，各关节未见红肿。双下肢未见浮肿，四肢浅感觉正常。四肢肌力 V 级，肌张力正常。生理反射存在，病理反射未引出。

[辅助检查]　术前 MRI 增强提示鞍区占位（图 20-1）。

笔记

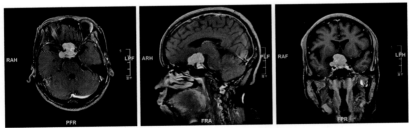

图 20-1　术前 MRI 增强

[实验室检查]　血常规、小生化、肝肾功能、凝血四项、输血四项、性腺激素六项、游离甲状腺激素（FT_3、FT_4）、血浆皮质醇未见异常。

[术前诊断]　鞍区占位，考虑脑膜瘤。

[治疗]　患者入院后完善相关术前检查，于 2019 年 1 月 10 日行脑肿瘤切除术，术后予以止血、护胃、营养神经、激素冲击治疗，术后病理提示（鞍区）脑膜瘤（混合型）。术后 MRI（图 20-2）：鞍区肿瘤术后，术区未见肿瘤征象；右侧额部硬膜外积液。

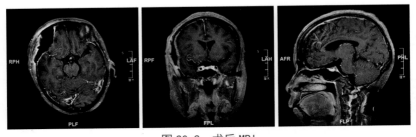

图 20-2　术后 MRI

病例分析

患者为 49 岁女性，视物模糊为主要临床表现。体检：左眼视力 0.5，右眼一米数指不清，提示视神经受压破坏。实验室检查均提示垂体相关激素无异常。MRI 提示鞍区病变。

　　诊疗思路如下。脑膜瘤（meningiomas）是起源于脑膜及脑膜间隙的衍生物，发病率占颅内肿瘤的 19.2%，居第 2 位，女∶男为 2∶1，发病高峰年龄在 45 岁，儿童少见。许多无症状脑膜瘤多为偶然发现。多发脑膜瘤偶尔可见，文献中有家族史的报告。50% 位于矢状窦旁，另大脑凸面、大脑镰旁者多见，其次为蝶骨嵴、鞍结节、嗅沟、小脑桥脑角与小脑幕等部位，生长在脑室内者很少，也可见于硬膜外。其他部位偶见。脑膜瘤的发生可能与一定的内环境改变和基因变异有关，并非单一因素造成，可能与头部外伤、放射性照射、病毒感染以及合并双侧听神经瘤等因素有关。通常认为蛛网膜细胞的分裂速度是很慢的，上诉因素加速了细胞的分裂速度，可能是导致细胞变性的早期重要阶段。

　　鉴别诊断。典型的脑膜瘤，在未增强的 CT 扫描中，呈现孤立的等密度或高密度占位病变。其基底较宽，密度均匀一致，边缘清晰，瘤内可见钙化。增强后可见肿瘤明显增强，可见脑膜尾征。对于同一患者，最好同时进行 CT 和 MRI 的对比分析，方可得到较正确的定性诊断。若有脑膜尾症、鼠尾症等可提示脑膜瘤。

📋 沈晓黎教授点评

　　鞍区脑膜瘤主要包括起源于鞍结节、鞍膈及蝶骨平台等结构的脑膜瘤，鞍区脑膜瘤生长缓慢，随鞍区脑膜瘤的增大，鞍区脑膜瘤可压迫患者视神经、侵袭颈内动脉及分支等结构，使患者出现视力障碍、眼肌麻痹、癫痫等临床症状，严重影响了患者的生活质量。鞍区结构复杂，MRI 检查通过冠状位、矢状位、横断位多方位对其进行观察，能够准确了解病灶与周围组织的关系，对

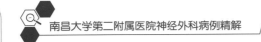

鞍区脑膜瘤定位较为准确。目前临床对鞍区脑膜瘤主要以手术治疗为主，其手术后视力恢复情况、肿瘤与垂体柄的关系、肿瘤与颈内动脉及其分支的关系、手术肿瘤切除程度是影响患者术后生活质量的独立因素。早发现、早诊断、早治疗仍是处理鞍区脑膜瘤的主要手段。

参考文献

1. PIZAMJ，VELNAR T，PRESTOR B，et al. Brain invasion assessability in meningiomas is related to meningioma size and grade，and can be improved by extensive sampling of the surgically removed meningioma specimen. Clin Neuropathol，2014，33（5）：354-363.

2. STARR C J，CHA S. Meningioma mimics：five key imaging features to differentiate them from meningiomas. Clin Radiol，2017，72（9）：722-728.

3. HENDRIX P，FISHER G，LINNEBACHA C，et al. Perioperative olfactory dysfunction in patients with meningiomas of the anteromedial skull base. Clin Anat，2019，32（4）：524-533.

021　三叉神经鞘瘤（一）

病历摘要

患者，男性，31岁，因"反复右颜面部痛视物模糊 1 年加重半月余"入院。

[现病史]　患者自诉 1 年前无明显诱因出现右侧颜面部疼痛，呈阵发性发作，伴右眼视物模糊，无恶心、呕吐，无四肢抽搐，在当地医院考虑三叉神经痛，给予口服药物，疼痛能缓解。1 年来上述症状持续存在，近半月感右眼视物模糊加重，并出现右眼闭眼困难，右侧颜面部麻木，右耳耳鸣，右侧咀嚼无力，吞咽不适，感头痛、头晕，行走不稳，无恶心、呕吐，无四肢抽搐，在当地医院行头部 MRI 检查提示右侧三叉神经走行区囊实性占位，为进一步治疗来我院就诊，门诊拟"右侧三叉神经鞘瘤"收治我科。

[入院查体]　意识清楚，查体合作，GCS 评分 15 分（E4V5M6），头部无畸形，口角向左侧歪斜，粗测视力右眼 4.8（0.6），左眼 5.0（1.0），右眼角膜反射消失，右眼闭眼困难，双侧瞳孔等大等圆，对光反射存在，双侧眼球运动正常，右额部、右颧部感觉迟钝，右侧额纹、鼻唇沟消失，右侧鼓腮漏气，右侧咀嚼无力，右侧咀嚼肌萎缩，咽喉及悬雍垂吞咽反射消失，右耳听力下降。四肢肌力及肌张力正常，生理反射存在，病理反射未引出。

[实验室检查]　血常规、肝肾功能、凝血四项等大致正常。

[辅助检查]　心电图、胸部 X 线片正常。脑干听觉诱发电位：右侧耳周围性听力减退。头部 MRI 平扫＋增强（图 21-1）：

①平扫示右侧三叉神经走行区见囊实性占位，边界尚清，大小约
4.2 cm×2.8 cm，囊性部分呈长 T_1、长 T_2 信号，DWI 呈低信号，
实性部分呈等 T_1、等 T_2 信号，DWI 呈等信号，前缘达美克尔腔，
右侧桥臂及脑桥受压推移改变。②增强扫描示右侧三叉神经走行
区肿瘤实性部分及间隔呈明显强化，囊性部分未见强化。诊断提
示右侧三叉神经走行区囊实性占位，考虑神经鞘瘤可能。

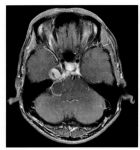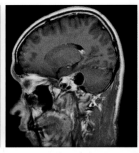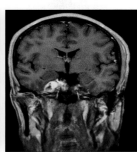

图 21-1　头部 MRI 平扫 + 增强

[术前诊断]　三叉神经鞘瘤。

[治疗]　患者入院后完善相关检查后，未见明显手术禁忌证，
于 2016 年 7 月 20 日在全麻下行右侧三叉神经鞘瘤切除术。术后
病理：镜下见肿瘤由梭形细胞构成，部分区排列致密，大部分区
囊性变，出血显著，诊断提示神经鞘瘤囊性变，出血。术后 1 年
后随访，患者口角向左侧歪斜，右眼能自行闭眼，双侧瞳孔等大
等圆，对光反射存在，双侧眼球运动正常；右额部、右颞部感觉迟钝；
右侧额纹、鼻唇沟消失，右侧鼓腮漏气，右侧咀嚼无力，右侧咀
嚼肌萎缩，咽喉及悬雍垂吞咽反射消失，右耳听力下降；颈项无
抵抗。复查头部 MRI 平扫 + 增强（图 21-2）：①平扫示桥前池右
侧扩大，桥脑右侧轻度受压，桥小脑角区未见异常信号结节及肿块。
②增强扫描示右侧术区未见异常强化结节。脑实质内未见异常强

化。诊断提示三叉神经鞘瘤术后改变，未见明确肿瘤残留或复发征象。

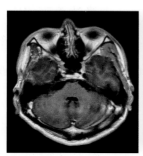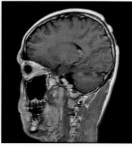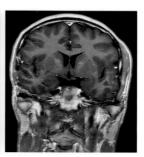

图 21-2　复查头部 MRI 平扫 + 增强

病例分析

　　三叉神经鞘瘤起源于三叉神经根、半月节或周围支，多为良性肿瘤，占颅内神经鞘瘤的 0.8% ～ 8%。三叉神经鞘瘤发病缓慢，临床表现根据肿瘤的生长方向和所在部位分为颅中窝型、颅后窝型和混合型。①颅中窝型：肿瘤发生在三叉神经半月神经节，首发症状常常为三叉神经受累症状，包括相应分布区的持续性烧灼痛或刺痛，痛觉和触觉减退，角膜反射减退或消失，咀嚼肌瘫痪。肿瘤侵犯海绵窦可出现海绵窦内外展神经、动眼神经和滑车神经受累症状，如复视、眼球运动障碍、对光反射减弱或消失，颞叶受压者可出现颞叶癫痫。眶内受累可出现突眼、视力减退和视神经萎缩。②颅后窝型：肿瘤发生于三叉神经根向后生长，症状包括三叉神经症状及第Ⅶ、Ⅷ、Ⅸ、Ⅹ、Ⅺ脑神经症状如听力下降、耳鸣、面肌痉挛或面瘫，小脑性共济失调，吞咽困难，声音嘶哑，呛咳，咽反射消失，软腭麻痹，胸锁乳突肌及斜方肌无力。脑干受累者可出现交叉性偏瘫及长束体征。③混合型：结合了上述两

　　　　　　笔记

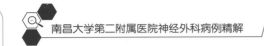

型的临床特点，肿瘤多呈哑铃形生长。

鉴别诊断：①颅中窝底内外沟通性脑膜瘤。通过中颅底孔洞或破坏的颅底骨质向颅外生长。其多中年发病，女性发病率略高，生长缓慢，多数为良性病变，临床表现与中颅底内外沟通性三叉神经鞘瘤相似，亦因肿瘤占位所致。头部 CT 平扫常可见肿瘤等或略高密度，边界清晰，瘤内常可见钙化，中颅底骨质可见破坏；增强扫描后肿瘤明显均匀强化。头部 MRI 平扫示肿瘤呈等 T_1 和等 T_2 信号，增强扫描后瘤体明显均匀强化，附着处脑膜常可见特征性的"脑膜尾征"；少数脑膜瘤亦可伴有不典型的坏死、囊变或瘤内出血，在影像学中和神经鞘瘤亦难鉴别，最终确诊常需依据术后病理结果。②颅中窝底内外沟通性脊索瘤。好发于颅底蝶骨，常呈广泛性生长，可穿透中颅底达到颞下窝。其多为良性病变，起病较隐匿，生长缓慢，病程长，虽然局部侵袭性生长，但很少出现远处转移。其临床表现与肿瘤部位和肿瘤的发展方向有关，亦可出现头疼头晕、三叉神经刺激症状、视力减退、听力下降等症状。头部 CT 扫描可见肿块呈略高密度或混杂密度影，颅底骨质呈溶骨性改变。MRI 可见典型的长 T_1 长 T_2 影，其间夹杂点片状短 T_1 长 T_2 影或长 T_1 短 T_2 影，增强扫描后呈中度强化。脑膜瘤常引起局部骨质受压变薄或骨质增生，而少有溶骨性变化，可与脑膜瘤相鉴别。③颅中窝底内外沟通性横纹肌肉瘤。多发生于儿童及青少年，性别差异不大。其最常见的亚型为胚胎性横纹肌肉瘤，此类肿瘤病程短，恶性程度高，容易早期扩散或者转移至颅内，预后差。其临床表现与肿瘤部位占位压迫效应相符合，无明显特异性。头部 CT 可见肿块呈等或低密度影，可见中颅底骨质破坏；头部 MRI 示长或等 T_1 信号，稍长 T_2 信号，增强扫描后可见肿块明显强化。由于其缺乏特征性表现，故与颅中窝底内外沟通性三叉神经鞘瘤及颅中窝底内外沟通性脑膜瘤很难鉴别，可通过患者年龄或病变发展速度初步鉴别，确诊仍需术后病理结果。④颅中窝底内外沟通性腺样囊性癌。可原发于颅内，亦可由颅外通过包裹着三叉神经上、下颌支侵犯至颅内，其常围绕着神经束呈侵袭性生长。此类肿瘤生长较隐匿，病程长，易复发，常出现局部蔓延或远处转移。临床表现常为头痛、头晕、三叉神经刺激症状、视力减退、听力下降、面部肿块等。头部 CT 中可见肿块呈不规则高密度影，中颅底骨质破坏；头部 MRI 可见肿瘤在 T_1WI 上呈等或低信号，T_2WI 呈稍高或等信号，增强扫描后病变呈明显均匀强化，边界较清。其术前较难诊断，在影像学上与脊索瘤、恶性脑膜瘤难以鉴别，如条件允许，可术前行细针穿刺细胞学检查，确诊需术后病理结果。⑤颅中窝底内外沟通性血管外皮瘤。中年患者居多，男女发病率无明显差异，生长缓慢，病程长，呈恶性浸润性生长，临床后期可出现远处转移，术后复发率高。临床表现与颅中窝底内外沟通性脑膜瘤相似，无明显特异性。头部 CT 可见分叶状或不规则形高密度或混杂密度影，常伴有低密度囊变区和点状钙化，肿瘤基底部与脑膜广泛相连，中颅底可见侵蚀性破坏；头部 MRI 示肿瘤形态不规则，局部呈分叶状，在 T_1WI 呈等或低混杂信号，T_2WI 示肿瘤呈等或高混杂信号，其内见线条样及点状血管流空信号；增强扫描后可见肿瘤呈明显强化，常可见坏死、囊变，亦可见脑膜尾征。此类肿瘤增强扫描后强化程度较良性脑膜瘤高，但与不典型脑膜瘤难以鉴别，需要术后行病理学检查以确诊。⑥颅中窝底内外沟通性表皮样囊肿。其多为良性病变，青中年患者居多，男女发病率差别不大。临床表现无明显特异性，

笔记

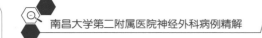

符合颅中窝底内外沟通性病变的一般特征。头部 CT 平扫可见圆形或卵圆形等或低密度肿块影，边缘光滑，中颅底骨质破坏，增强扫描后肿块无强化表现；头部 MRI 可见肿瘤呈圆形或卵圆形，T_1WI 呈低信号，T_2WI 呈高信号，增强扫描后无强化。此类肿瘤虽然在影像学中表现较特异，但当囊肿内伴有陈旧性出血时，信号将变得极其复杂，故当出现此类病变时，最终仍需病理学检查确诊。

三叉神经鞘瘤大多数呈良性经过，少数可发生恶变或原发恶性，对于良性三叉神经鞘瘤来说，肿瘤全切可以达到治愈效果，而恶性三叉神经鞘瘤对放化疗均不敏感，故手术切除是治疗本病最有效的手段。

📋 郭华教授点评

三叉神经鞘瘤常沿三叉神经的上颌支和下颌支生长，可分为颅内、颅外两部分，中间由被破坏的中颅底骨质相隔，其局部解剖结构复杂、血管神经丰富、肿瘤瘤体巨大，颅内外肿瘤残留，残留部分肿瘤很容易导致患者术后临床症状无明显改善、肿瘤很快复发等情况，而且因为术后瘢痕的形成和正常解剖结构的破坏，使得再次手术更加困难，并增加了患者的经济负担，故一期手术肿瘤全切是治疗颅中窝底内外沟通性三叉神经鞘瘤的关键。根据不同分型的颅中窝底内外沟通性三叉神经鞘瘤，可采取相对应的术式及手术入路。

参考文献

1. 曹宇东，蒋星军，袁贤瑞，等 . 桥小脑角区肿瘤相关三叉神经痛的手术治疗 . 中国耳鼻咽喉颅底外科杂志，2018，4：322-326.

2. SIM R J，BEASLEY N，MILFORD C A. Trigeminal neurinoma presenting with trismus. J Laryngol Otol，1999，113（12）：1112-1113.

3. 陈杰飞，黄玮，秦坤明，等 . 三叉神经鞘瘤的诊断和显微外科治疗策略 . 中国微侵袭神经外科杂志，2014，2：61-63.

4. RALLIS G，STATHOPOUIOS P，MEZITIS M，et al. Combined craniofacial approach for the removal of a large trigeminal schwannoma invading the infratemporal fossa. Oral Maxillofac Surg，2012，16（2）：211-216.

5. GOEL A，SHAH A，MUZUMDAR D，et al. Trigeminal neurinomas with extracranial extension：analysis of 28 surgically treated cases. J Neurosurg，2010，113（5）：1079-1084.

6. 杨军，辛志英，缪逸涛，等 . 经额颞颧 - 硬膜外入路切除海绵窦区三叉神经鞘瘤 . 中国微侵袭神经外科杂志，2017，22（9）：393-395.

7. TANCIONI F，GAETANI P，VILLANI L，et al. Neurinoma of the trigeminal root and atypical trigeminal neuralgia：case report and review of the literature. Surg Neurol，1995，44（1）：36-42.

8. 张学慧，涂博，秦振宇，等 . 三叉神经鞘瘤的显微手术入路探讨 . 中国实用医药，2013，8（18）：67-68.

022 三叉神经鞘瘤（二）

病历摘要

患者，男性，65岁，因"右侧面部麻木2月余"入院。

[现病史] 患者自述2个月前无明显诱因出现右侧额部麻木，并逐渐加重至右侧整个面部麻木，并伴有轻微眼部外突，单眼视物清楚，双眼视物模糊不清，伴有重影。就诊于当地医院，未做任何特殊处理，后在我院门诊行MRI示右侧桥小脑角区异常强化肿块，考虑来源三叉神经鞘瘤可能性大。

[既往史] 患者既往身体一般。否认高血压、糖尿病、冠心病、肾病、肝炎、结核病史。患者自述6年前因脑卒中于当地医院行保守治疗。否认手术、外伤及输血史。否认药物、食物过敏史。

[入院查体] 神志清楚，自动睁眼，对答正确，查体合作，GCS评分15分。双侧瞳孔等大等圆，直径3.0 mm，对光反射灵敏，双眼视物模糊，右侧面部刺激反应迟钝，脊柱四肢未见畸形。各关节未见红肿。双下肢未见浮肿，四肢浅感觉正常。四肢肌力 Ⅴ 级，肌张力正常。生理反射存在，病理反射未引出。

[辅助检查] 术前增强MRI示桥小脑角区占位，考虑三叉神经鞘瘤（图22-1）。MRI水成像提示右侧桥小脑角区异常强化肿块，考虑来源三叉神经鞘瘤可能性大。颞骨薄层CT平扫：右侧桥小脑角

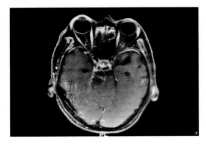

图 22-1 术前增强 MRI

区占位，与右听道关系不甚密切。

[实验室检查] 血常规、小生化、肝肾功能、凝血四项、输血四项未见异常。

[术前诊断] 三叉神经鞘瘤。

[治疗] 患者入院后完善相关术前检查，于2017年9月14日行脑肿瘤切除术，手术过程顺利，术后予以止血、护胃、营养神经治疗，术后病理提示三叉神经鞘瘤，与临床诊断一致，术后患者右侧面部麻木感有所恢复。术后第3天患者发热38.5 ℃，行胸部CT提示两肺上、下叶坠积性肺炎伴胸膜炎，肺气肿；冠状动脉粥样硬化。予头孢哌酮钠舒巴坦抗感染，于3天后行腰椎穿刺术，检验结果提示氯118.2 mmol/L，葡萄糖1.96 mmol/L，红细胞计数1.3×10^9/L，白细胞计数1.321×10^9/L。后继续予以抗感染治疗，观察数天后，未见发热。后恢复状况可，予以出院。

病例分析

三叉神经鞘瘤占颅内肿瘤的0.2% ～ 1%。起源于三叉神经髓鞘的神经膜细胞，常见囊性变和出血坏死，有包膜，属脑外肿瘤。它起源于三叉神经半月节，居颅中窝的硬膜外，生长缓慢，可向海绵窦及眶上裂扩展。起源于三叉神经根，居颅后窝的硬膜内，可侵犯周围脑神经，约25%的三叉神经瘤可位于颞骨岩部尖端，跨越颅中窝、颅后窝的硬膜内外。

三叉神经鞘瘤最常见的症状为同侧面部感觉障碍，通常为麻木，也可有疼痛（累及三叉神经节者较累及三叉神经根者更常见）或感觉异常，但三支均为完全性感觉缺失者常提示半月神经节受

笔记

127

到恶性侵犯。

其他症状包括头痛、单侧面肌痉挛、听觉障碍、局灶性癫痫、偏瘫、步态异常、颅内压增高、耳咽管阻塞、耳痛、突眼、第3、第4、第6颅神经麻痹及小脑症状。

累及海绵窦者有复视，累及眶尖者有突眼和视野缺损，Meckel 隐窝的三叉神经鞘瘤可引起鞍旁或三叉神经旁综合征。主要位于后颅窝者常有桥小脑角综合征，包括听力丧失、头晕和步态异常等。

90% 的三叉神经鞘瘤患者有三叉神经一支或两支分布区的感觉减退伴角膜反射减弱或消失，30% ～ 40% 有咀嚼肌轻度无力，颅中窝肿瘤可破坏耳咽管致传导性耳聋，可累及面神经管致面部麻木，大的后颅窝肿瘤可有听力受损、面肌无力、共济失调、强直状态、饮水呛咳、声音嘶哑和上腭反射消失。

检查包括一般检查、神经电生理检查及影像学检查。① X 线片：岩骨前内侧部受侵袭，岩骨尖部消失，边缘光滑无硬化（不同于恶性原发性骨病变），可有颅中窝底受侵袭和颅底骨孔扩大。② MRI 检查：T_1 低或等信号，T_2 高信号，可有囊变，增强为均质、环状或不规则强化，跨中、后颅窝生长者同侧岩尖脂肪信号消失为其特征，或同侧 Meckel 腔扩大、变形；小者可见局部脑池增宽并于脑池内见肿瘤影。③ CT 检查：肿瘤多起自 Meckel 腔的三叉神经节，跨颅中窝和颅后窝生长；少数起自颅后窝的神经根或眶尖区；平扫为颅中窝和（或）颅后窝的圆形或卵圆形或哑铃型肿块，密度可高、低、等或混杂或为囊性，骨窗可见岩骨尖骨质破坏，可经卵圆孔、圆孔或眶上裂向颅外或眶内生长，造成相应孔、裂的扩大破坏；增强扫描呈均一或环状强化，边缘清楚锐利。

④脑血管造影：颈动脉岩部进入海绵窦前的部分向下内方移位提示肿瘤起源于颅中窝或 Meckel 隐窝；颅后窝肿瘤可使大脑后动脉和小脑后动脉抬高并向内移位，基底动脉向后方和对侧移位，岩静脉抬高。

鉴别诊断包括：①颅底转移瘤、原发骨肿瘤。不规则骨破坏。②脑膜瘤。骨质增生、瘤内钙化。③表皮样囊肿。受累骨质边缘有骨硬化。④听神经鞘瘤。听力障碍出现早，伴有内听道扩大。⑤三叉神经病。⑥ Meckel 隐窝的原发性淋巴瘤。

治疗包括手术治疗和立体定向放射外科治疗。

手术治疗为首选治疗方法。颅中窝底常有骨质缺损，入海绵窦的颈内动脉和三叉神经节之间仅有一层硬膜分隔，术中尤其应引起重视。①手术准备。术前腰大池引流或术中使用甘露醇＋甲强龙；术中行脑干听觉诱发电位和体感诱发电位监测。②分组。五组分别为后颅窝肿瘤、三叉神经节肿瘤、哑铃状和幕下前方的肿瘤、外周分支的神经瘤、多颅窝的肿瘤（颅中窝和颅后窝，或颅中窝、颅后窝及颅外）。约 36% ～ 59% 的三叉神经鞘瘤累及多个颅窝。③颞下硬膜内经中颅窝底入路最常用，适用于起源于三叉神经节并主要位于颅中窝内者，骑跨于颅中窝和颅后窝但未扩展到内听道以下的肿瘤。必要时可切除小脑幕游离缘并结扎岩上窦。④标准枕下入路。适用于完全位于颅后窝的肿瘤。向腹侧扩展至低位脑干并低于内听道口的哑铃型肿瘤可采用联合入路或岩骨入路。大型颅中窝肿瘤可行眶颧部切除以显露海绵窦并最大限度地减少对颞叶的牵拉。注意事项：①肿瘤毗邻神经。滑车神经位于肿瘤上极，听神经和面神经位于肿瘤下极，沿颈内动脉附近可见动眼神经和展神经。②部分肿瘤与海绵窦、颈内动脉或脑

笔记

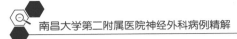

干粘连而难以全切。

立体定向放射外科治疗适用于病灶较小、因其他原因难以耐受手术治疗或不愿进行手术治疗者。

沈晓黎教授点评

三叉神经鞘瘤是起源于三叉神经的原发性肿瘤，其发病率仅次于听神经瘤。大多数原发病灶为单发，作为神经纤维瘤病的一个组成部分时为多发。因为三叉神经鞘瘤可以起源于三叉神经的各段及分支眼神经、上颌神经和下颌神经，而且可以沿着三叉神经走行扩散到颅底的多个腔隙中，所以具有一定的临床特殊性，是累及三叉神经疾病中具有代表性的病变之一。三叉神经鞘瘤首选治疗方法是手术切除。手术治疗应争取全切除，对巨大肿瘤或包膜与周围血管、神经粘连者，只能做大部分切除。手术入路应根据肿瘤所在位置及生长方向而定。颞下硬膜内经中颅窝底入路最常用，适用于起源于三叉神经节并主要位于颅中窝内者，骑跨于颅中窝和颅后窝但未扩展到内听道以下的肿瘤。必要时可切除小脑幕游离缘并结扎岩上窦。标准枕下入路适用于完全位于颅后窝的肿瘤。向腹侧扩展至低位脑干并低于内听道口的哑铃型肿瘤可采用联合入路或岩骨入路。大型颅中窝肿瘤可行眶颧部切除以显露海绵窦并最大限度地减少对颞叶的牵拉。肿瘤的复发与肿瘤的部位和手术切除的范围有关。哑铃型肿瘤手术难度较大，其跨越岩尖部而位于颅中窝和颅后窝，同时向颅内外发展，术中很难完全切除，术后复发率也较高。术后并发症包括颅神经损伤、脑脊液漏、脑膜炎和脑积水等，许多患者术后会有不同程度的持续

笔记

性三叉神经功能麻痹。但术前存在的神经系统损伤有可能会有所改善。而术后新增的脑神经功能障碍，例如展神经和动眼神经麻痹，通常会在4个月内好转。

参考文献

1. 刘志雄，袁贤瑞，姜维喜，等．三叉神经鞘瘤的诊断与手术治疗．中国耳鼻咽喉颅底外科杂志，2002，8（4）：217-219.

2. 陈利锋，余新光，周定标，等．三叉神经鞘瘤的诊断与治疗．中华神经外科杂志，2009，25（2）：152-154.

3. 崔勇，吴震，郝淑煜，等．三叉神经鞘瘤的分型及手术入路的选择．中华神经外科杂志，2009，25（12）：1068-1071.

4. 潘绵顺，王鹏．三叉神经鞘瘤的放射治疗临床研究．立体定向和功能性神经外科杂志，2006，19（1）：32-34.

023 三叉神经鞘瘤（三）

病历摘要

患者，女性，51岁，因"右侧面部麻木伴听力下降2月余"入院。

[现病史] 患者自述于3个月前无明显诱因出现眼痛，于当地眼科医院治疗，具体不详，于1个月后出现右侧面部麻木，听力下降症状，为求进一步治疗，来我院就诊。

[既往史] 患者既往身体一般。否认高血压、糖尿病、冠心病、肾病、肝炎、结核及其他疾病病史。否认手术、外伤及输血史。否认药物、食物过敏史。

[入院查体] 神志清楚，自动睁眼，对答正确，查体合作，GCS评分15分。双侧瞳孔等大等圆，直径3.0 mm，对光反射灵敏；眼球活动良好。颈软，Kernig征阴性，脊柱四肢未见畸形，无压痛，活动正常，各关节未见红肿。双下肢未见浮肿，四肢浅感觉正常。四肢肌力V级，肌张力正常。生理反射存在，病理反射未引出。

[辅助检查] 术前增强MRI示桥小脑角区占位，考虑三叉神经鞘瘤（图23-1）。

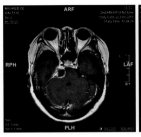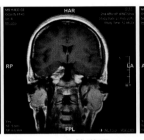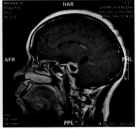

图 23-1 术前增强 MRI

［实验室检查］ 血常规、小生化、肝肾功能、凝血四项、输血四项未见异常，MRI+CT 提示右侧三叉神经走行区占位，拟诊神经鞘瘤可能性大。

［术前诊断］ 三叉神经鞘瘤。

［治疗］ 患者入院后完善相关术前检查，于 2018 年 3 月 8 日行脑肿瘤切除术，术后予以止血、护胃、营养神经等治疗，术后病理提示（右侧三叉神经）高度疑为鳞状细胞癌，术后患者右侧面部麻木消失，听力较前好转。术后行头部 MRI + CT（图 23-2）提示右侧三叉神经走行区肿瘤术后改变，少许右中颅窝底病灶，邻近脑组织水肿范围变化不明显。

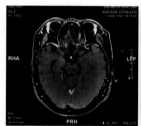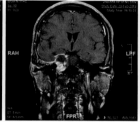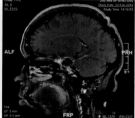

图 23-2 术后头部 MRI+CT

病例分析

患者为 51 岁女性，右侧面部麻木伴听力下降为主要临床表现。MRI+CT 提示右侧三叉神经走行区占位，拟诊神经鞘瘤可能性大。

鉴别诊断。①脑膜瘤：位于桥小脑角和鞍旁 Meckel 腔部位的脑膜瘤 T_1WI 呈等信号，T_2WI 呈稍高信号，肿瘤信号强度不及三叉神经鞘瘤明显。同时脑膜瘤多呈椭圆形，很少呈哑铃形，增强后可见特征性脑膜尾征，并且脑膜瘤很少突破中颅窝而进入颞下窝。②听神经瘤：信号与三叉神经鞘瘤相似，但位置往往偏后、偏低，并有内听道的骨质吸收及扩大，内听道扩大常呈"喇叭口"

状，听神经瘤多不形成跨颅窝的肿块，并且听神经瘤亦很少突破中颅窝而进入颞下窝。而三叉神经鞘瘤的中心位置一般高于内听道，可见"哑铃状"肿块伸向卵圆孔和圆孔，内听道无扩大，岩骨尖多伴有吸收。③胆脂瘤：位于桥小脑角的胆脂瘤大多数都形态不规则，边缘锐利，在 MRI 信号上较三叉神经鞘瘤呈更低的长 T_1 信号，T_2 信号一般均较三叉神经鞘瘤高。增强扫描胆脂瘤不强化，而三叉神经鞘瘤其实质部分均强化，肿瘤可突破颅底。

　　三叉神经鞘瘤是起源于三叉神经的原发性肿瘤，它也是一种较少见的颅底良性肿瘤，占颅内原发肿瘤的 0.2%，占颅神经鞘瘤的 0.8%～8%，其发病率仅次于听神经瘤。大多数原发病灶为单发，作为神经纤维瘤的一个组成部分时为多发。因为三叉神经鞘瘤可以起源于三叉神经的各段及分支眼神经、上颌神经和下颌神经，而且可以沿着三叉神经走行扩散到颅底的多个腔隙中，所以具有一定的临床特殊性，是累及三叉神经的疾病中具有代表性的病变之一。三叉神经解剖图见图 23-3。

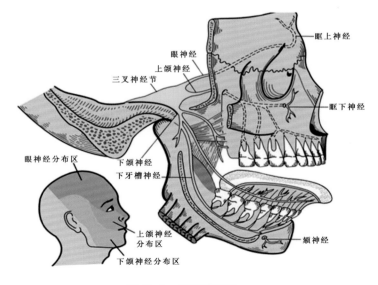

图 23-3　三叉神经图

专家点评

　　三叉神经鞘瘤常见症状：同侧面部感觉障碍，通常为麻木，也可有疼痛或感觉异常。三支均有完全性感觉缺失者，常提示半月神经节受到恶性侵犯。其他症状包括头痛、单侧面肌痉挛、听觉障碍、局灶性癫痫、偏瘫、步态异常、颅内压增高、耳咽管阻塞、耳痛、突眼、第 3、第 4、第 6 颅神经麻痹及小脑症状。有复视、突眼和视野缺损，鞍旁或三叉神经旁综合征。常有桥小脑角综合征，包括听力丧失、头晕和步态异常等。约 90% 的患者有三叉神经一支或两支分布区的感觉减退伴角膜反射减弱或消失，30%～40% 有咀嚼肌轻度无力。颅中窝肿瘤可破坏耳咽管致传导性耳聋，可累及面神经管致面部麻木，大的后颅窝肿瘤可有听力受损、面肌无力、共济失调、强直状态、饮水呛咳、声音嘶哑和上腭反射消失。三叉神经鞘瘤起病隐匿，应及早诊治，显微外科全切肿瘤是主要治疗方式。根据肿瘤的位置及发展方向，个体化选择手术入路，尽量减少对脑组织牵拉，充分显露肿瘤有助于提高肿瘤的全切率、降低病残率。

参考文献

1. UGOKWE K，NATHOO N，PRAYSON R，et al. Trigeminal nerve schwannoma with ancient change. Case report and review of the literature. J Neurosurg，2005，102（6）：1163-1165.

2. YIANNI J，DINCA E B，ROWE J，et al. Stereotactic radiosurgery for trigeminal schwannomas. Neurosurg，1999，154（2）：11-16.

3. 陈利锋，余新光，周定标，等 . 三叉神经鞘瘤的诊断与治疗 . 中华神经外科杂志，2009，25（2）：152-154.

4. 崔勇，吴震，郝淑煜，等 . 三叉神经鞘瘤的分型及手术入路的选择 . 中华神经外科杂志，2009，25（12）：1068-1071.

5. 陈杰飞，黄玮，秦坤明，等 . 三叉神经鞘瘤的诊断和显微外科治疗策略 . 中国微侵袭神经外科杂志，2014（2）：61-63.

笔记

024　颅咽管瘤

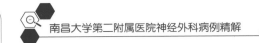

病历摘要

患者，男性，62岁，因"阵发性头痛伴双眼视力下降1年余，加重2个月"入院。

[现病史]　患者自诉1年前开始在劳累时出现阵发性头部疼痛，以左侧为著，并伴有头晕，持续时间大约30秒，双眼视物模糊，无恶心、呕吐，无心慌、心悸，休息时可稍缓解，未引起重视，未服用药物治疗，近2个月来患者发作次数较前稍增多，当地医院及我院头部MRI检查均考虑颅咽管瘤可能性。

[既往史]　患者既往身体一般。高血压病史2年，甲亢病史7年。否认糖尿病、冠心病、肾病、肝炎、结核及其他疾病病史。否认手术、外伤及输血史。否认药物、食物过敏史。

[入院查体]　神志清楚，自动睁眼，对答正确，查体合作，GCS评分15分。双侧瞳孔等大等圆，直径3.0 mm，对光反射灵敏，眼球活动良好。颈软，Kernig征阴性，脊柱四肢未见畸形，无压痛，活动正常，各关节未见红肿。双下肢未见浮肿，四肢浅感觉正常。四肢肌力V级，肌张力正常。生理反射存在，病理反射未引出。左眼粗测视力0.2，右眼粗测视力0.3。

[辅助检查]　术前颅咽管增强MRI示鞍区占位（图24-1）。头部MRI平扫及增强提示鞍上区囊性为主肿瘤，考虑颅咽管瘤可能性大。

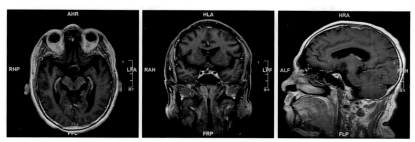

图 24-1　术前颅咽管增强 MRI

[实验室检查]　泌乳素 8.06 ng/mL，超敏促甲状腺激素 0.045 IU/L，血常规、小生化、肝肾功能、凝血四项、输血四项未见异常。

[术前诊断]　颅咽管瘤。

[治疗]　患者入院后完善相关术前检查，术前伴明显精神症状，于 2018 年 7 月 17 日行经鼻内镜下颅咽管瘤切除术，手术过程顺利，术后予以止血、护胃、营养神经等治疗，术后病理提示颅咽管瘤。术后患者双眼视力明显好转，头痛不适缓解。于 2018 年 8 月 2 日头部拆线出院。颅咽管瘤术后 MRI 见图 24-2。

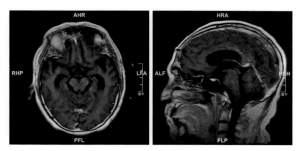

图 24-2　颅咽管瘤术后 MRI

病例分析

颅咽管瘤（craniopharyngioma）约占颅内肿瘤的 2%～6%，是胚胎期颅咽囊残留上皮发生的肿瘤，有的位于蝶鞍内，有的位于蝶鞍外沿颅咽管各部位，肿瘤大小不一，呈实性或囊性。光镜下与造釉细胞瘤相似，瘤细胞排列成巢，细胞巢的周边有 $1 \sim 2$ 层柱状细胞，稍内为棘细胞。中心部逐渐变成星状细胞。细胞巢中心部常有胆固醇结晶及钙盐沉着，或液化成囊腔。颅咽管瘤是最常见的先天性肿瘤，约占先天性肿瘤的 60%，占颅内肿瘤的 $5\% \sim 6\%$，为良性肿瘤，可发生于任何年龄，以儿童及青年多见，男女比例约为 $2 : 1$。临床表现主要为颅内压增高、双侧视力减退、视野缺损、内分泌功能障碍及下丘脑症状。手术治疗为首选，年龄越小，越易全切，并发症越少，故早诊断早治疗是关键。

颅咽管瘤诊断依据：①头痛、呕吐、视力减退、视野缺损、视神经萎缩。②体温调节失常、尿崩、发育迟缓、性功能障碍。③内分泌学检查异常，血清 GH、LH、FSH、ACTH 均减低。④头部 X 线片蝶鞍相示蝶鞍扩大或破坏，鞍内可有钙化斑。头部电脑体层摄影见鞍内和（或）鞍上低、等、高混杂密度病变。头部 MRI 呈多种不同信号强度，实质性者 T_1 加权图像为等信号而 T_2 加权图像为高信号。

治疗方案主要为手术治疗，通常采用翼点入路、经额底纵裂入路、经纵裂胼胝体入路及经鼻蝶和内镜下扩大经蝶入路。基本原则：手术是颅咽管瘤最主要的治疗手段，应在充分保护垂体 - 下丘脑功能及视路结构的前提下积极追求全切除，这是保证患者无瘤长期生存的基础。颅咽管瘤切除术的关键是肿瘤与下丘脑 - 垂体柄及下丘脑组织之间关系的明确与辨识。肿瘤与颅内正常结构之间存在蛛网膜、软脑膜以及胶质反应层界面。在这些界面分离肿瘤不容易损伤正常神经组织及 Willis 环的细小分支血管。肿瘤的钙化需要经过仔细的锐性分离，多数情况下只要在直视下锐性分离就能安全地全切除。尽量识别和保留垂体柄，垂体柄的保留程度直接影响到术后内分泌紊乱的发生率和严重程度，术中垂体柄可以作为下丘脑保护的标志性结构，应积极寻找和保护。根据术前影像学表现判断垂体柄的位置，术中根据垂体柄与不同类型肿瘤的关系，尽可能多或完整地保留垂体柄，可减少和减轻术后尿崩症。

📋 沈晓黎教授点评

颅咽管瘤的手术非常复杂，主要是因为肿瘤生长的位置比较特殊，主要累及下丘脑和垂体柄等重要结构，这些结构直接与生命有关。传统的颅咽管瘤手术是开颅手术，根据肿瘤生长的方向和肿瘤大小不同，手术有很多入路，包括经额下入路、经胼胝体入路、经纵裂入路、翼点入路及经脑室入路等。近些年，经鼻入路内镜下切除颅咽管瘤有了很大发展，也已在很多医院开展，相比传统开颅手术有一定的优势，主要是视野清晰，肿瘤与视神经和下丘脑的分离较传统有优势，更容易做到肿瘤全切，更容易保护下丘脑的功能，但目前经鼻蝶入路也有一定的技术难题。例如，经鼻腔操作比较困难，不能完全避免脑脊液漏的发生，下丘脑损伤仍然存在等。总之，颅咽管瘤的手术是一个高难度的手术，手术风险比较大，并发症比较多，手术后复发率比较高。

参考文献

1. HAUPT R，MAGNANI C，PAVANELLO M，et al. Epidemiological aspects of craniopharyngioma. J Pediatr Endocrinol Metab，2006，19（1）：289-293.

2. 唐健 . 颅咽管瘤的治疗 . 四川医学，2001，22（7）：676-678.

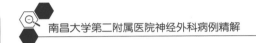

3. DHELLEMME P, VINCHON M. Radical resection for craniopharyngiomas in children: Surgical technique and clinical results. J Pediatr Endocrinol Metab, 2006, 19 (Suppl 1): 329-335.

4. KIM S K, WANG K C, SHIN S H, et al. Radical excision of pediatric craniopharyngioma: recurrence pattern and prognostic factors. Childs Nerv Syst, 2001, 17 (9): 531-536.

5. MULLER H L. Childhood craniopharyngioma. Recent advances in diagnosis, treatment and follow-up. Horm Res, 2008, 69 (4): 193-202.

6. YASARGIL M G, CURCIC M, KIS M, et al. Total removal of craniopharyngiomas. Approaches and long-term results in 144 patients. J Neurosurg, 1990, 73 (1): 3-11.

7. FAHLBUSCH R, HONEGGER J, PAULUS W, et al. Surgical treatment of craniopharyngiomas: experience with 168 patients. J Neurosurg, 1999, 90 (2): 237-250.

笔记

025 桥小脑角区脑膜瘤

病历摘要

男性，患者，47岁，因"听力下降4年，右侧面部疼痛2年余"入院。

[现病史] 患者自述2年前出现面部疼痛，右侧听力下降4年余，无恶心、呕吐等症状，否认四肢抽搐史，查MRI示右侧桥小脑角区占位，2017年11月30日全麻下行脑肿瘤切除术，术后出现皮下积液。

[既往史] 患者既往身体一般。否认高血压、糖尿病、冠心病、肾病、肝炎、结核及其他疾病病史。否认手术、外伤及输血史。否认药物、食物过敏史。

[入院查体] 神志清楚，自动睁眼，对答正确，查体合作，GCS评分15分。双侧瞳孔等大等圆，直径3.0 mm，对光反射灵敏，眼球活动良好，咽反射减弱。颈软，Kernig征阴性，脊柱四肢未见畸形，无压痛，活动正常，各关节未见红肿。双下肢未见浮肿，四肢浅感觉正常。四肢肌力Ⅴ级，肌张力正常。生理反射存在，病理反射未引出。

[实验室检查] 血常规、小生化、凝血、输血四项正常。

[辅助检查] 心电图、胸部X线片正常。脑干听觉诱发电位：右耳周围性听力减退。头部MRI平扫（图25-1）：右侧桥小脑角区占位，建议增强扫描。

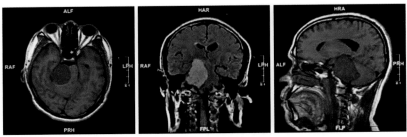

图 25-1　术前磁共振

[术前诊断]　脑膜瘤。

[治疗]　患者入院后明显听力下降，完善相关检查，无手术禁忌证，于 2017 年 11 月 30 日行全麻下脑肿瘤切除术，术后患者出现轻微面瘫、发热等症状，予以头曲抗感染治疗，术后予以补液、护胃、营养神经等对症支持治疗，后患者面瘫逐渐加重，出现饮水呛咳，后患者出现皮下积液高热不退，予以万古霉素治疗欠佳，伤口脑脊液漏控制不佳。于 2017 年 12 月 28 日行脑清创缝合术，后行腰大池穿刺引流术辅助治疗。2017 年 12 月 28 日脑脊液常规检查：红细胞计数 $1.2 \times 10^9/L$，白细胞计数 $5.8 \times 10^9/L$，脑脊液检查提示感染可能，继续予以美罗培南、万古霉素对症治疗。于 2018 年 1 月 16 日再次行脑脊液常规检查：红细胞计数 0，白细胞计数 0，脑脊液检查提示病情好转。术后 MRI（图 25-2）：右侧桥小脑角区脑膜瘤术后改变。

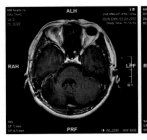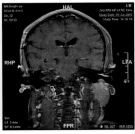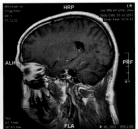

图 25-2　术后 MRI

病例分析

患者为 47 岁男性患者，既往无神经系统相关疾病，以听力下降 4 年，右侧面部疼痛 2 年余为主要表现。体检提示咽反射减弱，后组神经受累可能。头部 MRI 平扫：右侧桥小脑角区占位，建议增强。脑干听觉诱发电位：右耳周围性听力减退。

诊疗思路如下。鉴别诊断：典型的脑膜瘤，在未增强的 CT 扫描中，呈现孤立的等密度或高密度占位病变。其基底较宽，密度均匀一致，边缘清晰，瘤内可见钙化。增强后可见肿瘤明显增强，可见脑膜尾征。对于同一患者，最好同时进行 CT 和 MRI 的对比分析，方可得到较正确的定性诊断。若有脑膜尾症、鼠尾症等可提示脑膜瘤。

脑膜瘤（meningiomas）是起源于脑膜及脑膜间隙的衍生物，发病率占颅内肿瘤的 19.2%，居第 2 位，女：男为 2：1，发病高峰年龄在 45 岁，儿童少见。许多无症状脑膜瘤多为偶然发现。多发脑膜瘤偶尔可见，文献中有家族史的报告。50% 位于矢状窦旁，另大脑凸面、大脑镰旁者多见，其次为蝶骨嵴、鞍结节、嗅沟、小脑桥脑角与小脑幕等部位，生长在脑室内者很少，也可见于硬膜外。其他部位偶见。脑膜瘤的发生可能与一定的内环境改变和基因变异有关，并非单一因素造成，可能与头部外伤，放射性照射、病毒感染以及合并双侧听神经瘤等因素有关。通常认为蛛网膜细胞的分裂速度是很慢的，上诉因素加速了细胞的分裂速度，可能是导致细胞变性的早期重要阶段。

沈晓黎教授点评

根据 WHO 的中枢神经系统肿瘤分类，脑膜瘤分为 4 类：

①脑膜瘤；②脑膜间质非脑膜上皮肿瘤；③原发性黑素细胞病变；④组织来源不明的血管母细胞瘤。脑膜瘤是一组分15个亚型和3个恶性级别的杂类肿瘤，在脑膜肿瘤中最为多见。绝大多数良性脑膜瘤都具有典型的CT和MRI表现，CT平扫时为等或稍高密度，MRI平扫时肿瘤信号强度与脑灰质者相仿，T_1和T_2成像时分别为等至稍低和等至稍高信号；注射造影剂后肿瘤明显增强，呈边界清楚的半球形或类圆形；根据这些表现往往可以确定脑膜瘤的诊断。

参考文献

1. Louis D N，Scheithauer B W，Budka H，et a1. Meningioma. In：Kleiheues P，Cavenee WK，editors. Pathology and genetics of tumours of the nervous system . Lyon：IARC Press，2000.

2. KLEIHEUES P，BURGER P C，SCHEITHEITHAUER B W. The new WHO classification of brain tumours. Brain Pathol，1993，3：255-268.

3. KLIZANA E，LEE R，YOUNG N，et a1. A review of the radiological features of intracranial meningiomas. Australas Radiol，1996，40（4）：454-462.

4. Osborn AG. Diagnostic neuroradiology. St Louis：Mosby Year Book，1994.

5. SUZUKI Y，SUGIMOTO T，SHIBUYA M，et a1. Meningiomas：correlation between MRI characteristics and operative findings including consistency. Acta Neurochir，1994，129：39-46.

6. VAGNER-CAPODANO A M，GRISOLI F，GAMBARELLI D，et a1. Correlation between cytogenetic and histopathological findings in 75 human meningiomas. Neurosurg，1993. 32（6）：892-900.

7. 黄文清 . 神经肿瘤病理学 . 2 版 . 北京：军事医学科学出版社，2000.

8. Sheporaitis L，Osborn A G，Smirniotopoulos J G，et a1. Radiologic pathiolgic correlation intracranial meningioma. AJNR，1992，13（1）：29-37.

9. 陈星荣，沈天真，张世毓，等 . 脑膜瘤的CT诊断 . 中华放射学杂志，1986，20（5）：292-295.

笔记

026 生殖细胞瘤

病历摘要

患者，女性，15岁，因"夜间遗尿半年余"入院。

[现病史] 患者家属诉患者半年前无明显诱因出现夜间遗尿，伴多饮多尿，脱发，记忆力下降等症状，就诊于当地医院，未行具体治疗，2个月前出现头晕、间歇性头痛，伴天旋地转感，现为求近一步诊治，遂来我院就诊，门诊行头部 MRI＋增强＋MRA：下丘脑区、三脑室前方多血供结节占位并邻近三脑室、双侧侧脑室壁异常强化，考虑肿瘤性病变，生殖细胞瘤伴脑室膜下播撒可能性大。

[既往史] 患者既往身体一般。否认高血压、糖尿病、冠心病、肾病、肝炎、结核及其他疾病病史。否认手术、外伤及输血史。否认药物、食物过敏史。

[入院查体] 神志清楚，自动睁眼，对答正确，查体合作，GCS 评分 15 分。双侧瞳孔等大等圆，直径 3.0 mm，对光反射灵敏；眼球活动良好。颈软，Kernig 征阴性，脊柱四肢未见畸形，无压痛，活动正常，各关节未见红肿。双下肢未见浮肿，四肢浅感觉正常。四肢肌力Ⅴ级，肌张力正常。生理反射存在，病理反射未引出。

[辅助检查] 术前增强 MRI 示鞍区占位，考虑生殖细胞瘤（图 26-1）。

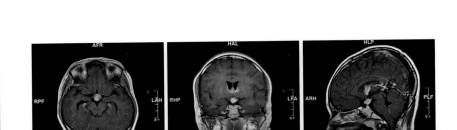

图 26-1　术前 MRI 增强示鞍区占位

[实验室检查]　血常规、小生化、肝肾功能、凝血四项、输血四项、人绒毛膜促性腺激素、孕酮未见异常。性腺激素六项：泌乳素 46.52 ng/mL。甲状腺激素 9.459 mIU/L。

[术前诊断]　松果体区占位。

[治疗]　患者入院后完善相关术前检查，于 2018 年 12 月 25 日行脑肿瘤切除术，术后予以止血、护胃、营养神经等治疗，术后无明显并发症，术后病理：（脑室）生殖细胞瘤。术后复查 MRI 见图 26-2。

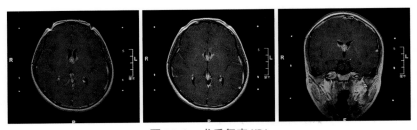

图 26-2　术后复查 MRI

病例分析

患者，女性 15 岁，门诊行头部 MRI ＋增强＋ MRA 示下丘脑区、三脑室前方多血供结节占位并邻近三脑室、双侧侧脑室壁异常强化，考虑肿瘤性病变，生殖细胞瘤伴脑室膜下播撒可能性大。夜间遗尿，伴多饮多尿，脱发，记忆力下降等症状，就诊于当地医院，未行具体治疗，2 个月前出现头晕、间歇性头痛，伴天旋地转感。

实验室检查无明显异常。

　　鉴别诊断。①松果体区肿瘤：松果体细胞瘤增强检查，强化常不如生殖细胞瘤显著，患者发病年龄较生殖细胞瘤略大，多见于女性。肿瘤沿三脑室两侧壁向前生长，造成三脑室后部呈"V"形改变，是生殖细胞瘤较具特征性的征象，不见于松果体细胞瘤，除松果体区外，在中线区其他位置同时有肿瘤病灶存在时，则应考虑生殖细胞瘤。②畸胎瘤：MRI 信号混杂，瘤内有脂肪、软组织及钙化密度影。胶质瘤，主要位于松果体周围脑实质结构，增强检查，根据肿瘤良恶性程度不同而异，良性可不强化，恶性强化明显，MRI 多方位观察，若发现肿瘤来自胼胝体、顶盖等松果体周围结构时，则鉴别意义更大。③鞍上肿瘤：颅咽管瘤，囊变率较高，蛋壳状钙化为特点。④脑膜瘤：与鞍结节关系密切，可有局部骨质硬化，可见脑膜尾征。⑤胶质瘤：信号特点与生殖细胞瘤鉴别困难，主要鉴别还有赖于 MRI 矢状位及冠状位的精确定位。⑥基底节、丘脑区肿瘤：胶质瘤，成人多见，无明显性别差异，瘤周水肿较明显。⑦淋巴瘤：T_1、T_2 肿瘤多为等信号，信号较均匀，发病年龄较大。

　　颅内生殖细胞瘤是临床上比较少见的一种恶性肿瘤，发病率在 3.5% 左右，多见于青少年群体以及儿童，在老年人群以及幼儿中较为罕见，好发部位是鞍区以及松果体区，在丘脑、基底节部位较为少见。生殖细胞瘤极易通过脑脊液散播种植，并对周围的结构进行侵犯，早期精确、有效的诊断对于疾病的治疗具有十分重要的意义。

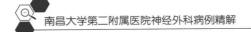

专家点评

颅内生殖细胞瘤是儿童常见的颅内肿瘤，早期发现并及时接受治疗有利于改善预后。因此早期和准确的诊断对颅内生殖细胞瘤患者的治疗与预后至关重要。目前颅内生殖细胞瘤的诊断方法主要包括影像学、病理学、分子生物学和诊断性治疗等。临床上对单纯生殖细胞瘤的治疗方案随着对其生物学性质认识的深入而改变，最早对其采用的是单纯手术切除的治疗方法，但其生存率不尽如人意。随着医学科学的发展，逐渐发现了此类肿瘤对放射治疗的高度敏感性以及通过脑脊液转移的生物学性质。

参考文献

1. 王杰瑞，张金岭，车峰远 . 颅内生殖细胞瘤诊断方法研究进展 . 精准医学杂志，2018，5：467-470.

2. 周珍贵，严红玲，陈保国，等 . 原发性颅内生殖细胞肿瘤 125 例临床诊治分析 125. 临床外科杂志，2017，25（9）：658-660.

3. 王海滨，臧丽，母义明 . 颅内生殖细胞肿瘤的临床诊断现状和进展 . 中国医药导报，2017，14（14）：40-43.

4. 吉勇，陈维福，耿明英，等 . 颅内生殖细胞瘤个体化治疗 . 激光杂志，2012，33（4）：64-65.

027 听神经瘤

病历摘要

患者，女性，53 岁，因"左耳听力下降 7 年余"入院。

[现病史] 患者于 7 年前无明显诱因出现左耳听力下降，未引起重视，4 个月前反复出现发作性头晕、不适感，无恶心、呕吐等其他不适，约持续 1 ～ 2 分钟后自行缓解，偶在情绪激动后发生，后于高安市某医院行头部 MRI 平扫提示左侧桥小脑角区占位性病变，考虑听神经瘤可能性大；双侧额顶叶缺血灶。

[既往史] 患者既往身体一般。否认高血压、糖尿病、冠心病、肾病、肝炎、结核及其他疾病病史。否认手术、外伤及输血史。否认药物、食物过敏史。

[入院查体] 神志清楚，自动睁眼，对答正确，查体合作，GCS 评分 15 分。双侧瞳孔等大等圆，直径 3.0 mm，对光反射灵敏；眼球活动一般。左眼视力 0.5，右眼视力 0.4；颈软，Kernig 征阴性，脊柱四肢未见畸形，无压痛，活动正常，各关节未见红肿。双下肢未见浮肿，四肢浅感觉正常。四肢肌力Ⅴ级，肌张力正常。生理反射存在，病理反射未引出。

[辅助检查] 术前 MRI+CT 示左侧桥小脑角占位，考虑听神经瘤（图 27-1）。脑干听觉诱发电位见图 27-2。

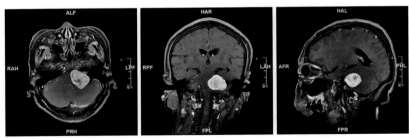

图 27-1 术前 MRI+CT

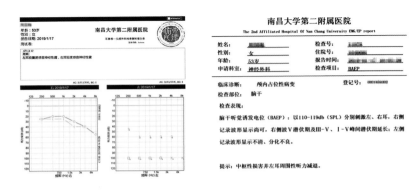

图 27-2 脑干听觉诱发电位

[实验室检查] 血常规、小生化、肝肾功能、凝血四项、输血四项未见异常。

[术前诊断] 听神经瘤。

[治疗] 患者入院后完善相关检查，小生化、血常规、输血四项、凝血功能、乙肝六项、胸片、心电图均无明显异常，头部MRI 提示左侧桥小脑角池占位，考虑听神经鞘瘤，手术指征明确，于 2019 年 1 月 18 日上午在全麻下行听神经瘤切除术，手术过程顺利，术后患者反复高热，行腰椎穿刺查脑脊液常规、生化提示脑脊液蛋白 1230.99 mg/L，白细胞计数 1.1×10^9/L，予万古霉素 + 美罗培南抗感染，及止血、护胃、抗癫痫等对症治疗，随后发热减退，至无发热，于 2018 年 1 月 30 日再行腰椎穿刺查脑脊液生化和常规，

白细胞计数 $0.097 \times 10^9/L$，于 2019 年 2 月 3 日拆线出院。术后复查 MRI+CT 见图 27-3。

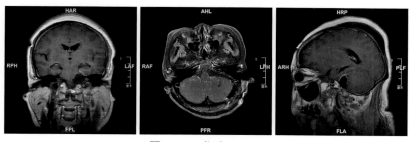

图 27-3 术后 MRI+CT

病例分析

患者为 53 岁女性，以左耳听力下降为主要临床表现，体检无明显异常，纯音听阈提示左耳听力下降，MRI+CT 提示左侧桥小脑角区占位性病变，考虑听神经瘤可能性大。

鉴别诊断。①脑膜瘤：肿瘤生长缓慢，病程长；肿瘤体积相当大，症状却很轻微；多先有刺激症状，如癫痫；MRI 提示 T_1 约60% 脑膜瘤为高信号，30% 为低信号；T_2 可显示瘤周水肿；脑膜尾征。②胶质瘤：中老年起病，病程短，进程快，出现局灶神经功能障碍，CT 提示肿瘤为不均一的混杂高密度影。肿瘤常明显强化，MRI 提示 T_1WI 为边界不清的混杂信号影像伴有坏死和囊变。③转移瘤：患者常头痛，原发病灶常来源于肺，约 80% 脑转移瘤发生在大脑半球，15% 在小脑，5% 在脑干，CT 提示占位多为圆形、边界清楚的等或低密度肿块，增强后肿瘤内密度不均匀强化，常呈"小病灶，大水肿"特征性表现。

沈晓黎教授点评

听神经瘤是主要起源于内听道前庭神经鞘膜施万细胞的良性肿瘤，又称前庭神经鞘瘤，占颅内肿瘤的 6% ～ 9%，占桥小脑角肿瘤的 80% ～ 90%。因其位于内听道及桥小脑角区域，随着肿瘤生长，逐渐压迫周围重要组织，大多数肿瘤早期表现为同侧感觉神经性听力丧失、耳鸣和平衡障碍三联征。较大的肿瘤能够导致面部麻木、面肌无力或抽搐，也可能出现脑干症状。少数情况下，大型肿瘤可能导致脑积水，大多数患者的听力丧失是隐匿性和进展性的，听神经瘤可根据患者临床症状、听力学检查及影像学检查来进行诊断。治疗上，目前听神经的治疗目标已从单纯切除肿瘤、降低死亡率和致残率逐渐向保留神经功能、提高生命质量等方向发展，主要的手术方式有颅中窝入路、乙状窦后入路、经迷路入路，应严格掌握三种手术入路的优缺点，合理选择手术入路方式。在手术过程中，尽管手术的目标是全切肿瘤，但保护面神经功能才是第一位的，应放在肿瘤切除程度前面优先考虑，所以术中行持续的神经功能监测尤为重要。

参考文献

1. 张路，廖华. 大型听神经瘤术中面神经功能保护策略. 现代仪器与医疗，2018，24（4）：31-32，35.

2. 黄翔，汪海，徐健，等. 多学科协作治疗大型听神经瘤的临床研究. 中华神经外科杂志，2018，34（1）：11-15.

3. 王鹏，詹升全，周东，等. 大型听神经瘤的显微手术治疗. 中国临床神经外科杂志，2013（11）：29-31.

第三章
脊髓脊柱神经外科

028 椎管扩大入路结合脊髓翻转技术在胸椎脊髓腹侧肿瘤切除术中的运用

病历摘要

患者，56岁，女性，因"胸背部疼痛6月余，加重1个月"入院。

[现病史] 患者自述6个月前（2017年5月）出现胸背部疼痛，伴双下肢麻木，未重视，未行治疗。1个月前症状加重，遂到当地医院就诊，行CT检查考虑"椎管内肿瘤（$T_5 \sim T_7$）。患者曾于2009年行胸椎$T_5 \sim T_8$椎管内肿瘤切除手术，术后恢复良好，

四肢活动正常，术后病理组织活检提示椎管神经鞘瘤。患者此次感觉疼痛加重，并有下肢无力，遂来我院就诊。

[既往史]　患者为农民，否认其他系统疾病，否认家族史及遗传病史。

[入院查体]　意识清楚，自动睁眼，回答正确，按吩咐动作，GCS评分15分。眼底无水肿，视乳头境界清楚。双侧瞳孔等大等圆，对光反射存在。双眼球中位。无眼震。双侧角膜反射存在。眼裂对称，鼻唇沟对称，口角无歪斜。肢体自发性运动双侧无明显差别。疼痛刺激双侧肢体反应对称。上肢肌力对称Ⅴ级，下肢肌力对称Ⅳ级，四肢肌张力正常。双侧对疼痛刺激敏感。双上肢Hoffman征阴性，双下肢Babinski征阳性。

[实验室检查]　患者血常规、肝肾功能、凝血功能大致正常。

[辅助检查]　胸部X线片、心电图大致正常。胸椎MRI：$T_5 \sim T_7$椎管内占位病变，占位缠绕胸髓（图28-1）。

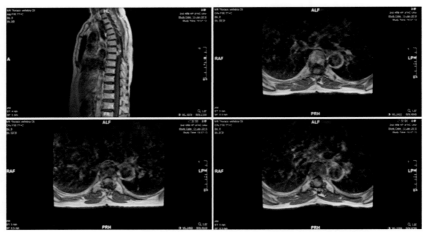

图 28-1　胸椎 MRI

[术前诊断]　胸椎神经鞘瘤（$T_5 \sim T_7$复发）。

[治疗]　完善术前检查后，择期行椎管内占位病变切除术。该患者为复发肿瘤，肿瘤与周围组织粘连紧密，特别是与胸髓粘连紧密。术中我们采用椎管扩大入路结合脊髓翻转技术切除椎管内肿瘤。手术要点：纵向切开硬脊膜后，找出上下两个神经根间的齿状韧带，切断其在硬脊膜的附着点，进而将其悬吊于对侧的硬脊膜上，达到脊髓的旋转移位，以显露脊髓的腹外侧。术中脊髓翻转结合椎管扩大入路的运用，可良好地暴露腹侧地肿瘤减少脊髓的牵拉，更好地保护脊髓功能，全切肿瘤组织。术中情况见图28-2。术后病理及术后患者情况见图28-3。术后病理组织提示低度恶性外周神经鞘膜瘤。患者术后查体双下肢肌力Ⅳ级，出院时肌力恢复至Ⅴ级。

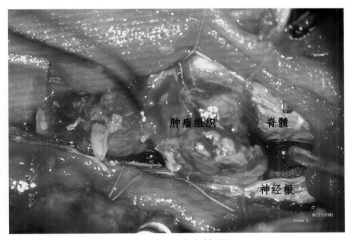

图28-2　术中情况

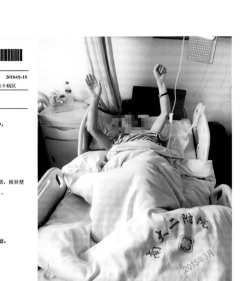

南昌大学第二附属医院
常 规 病 理 检 查 报 告

病理号：

送检日期： 2018-01-18

住院号：　　　　　　科室： 神经外科　　病区： 东十病区

临床诊断： 1:椎管内占位性病变

标本信息： 1:1(1~1);

肉眼检查：
灰白灰红色组织三块，合计3×3×1.2CM，切面灰白灰红色，质中。

镜下所见：
肿瘤组织呈束状交织状排列，瘤细胞呈梭形，部分区细胞生长活跃，核异型，核分裂象可见。
免疫组化示：瘤细胞 Vim(+)、S100(+)、GFAP(+)、D2-40部分(+)、CR少许(+)、EMA(-)、E-cad(-)、P53(-)、Ki-67约30%(+)。

病理诊断：
（椎管肿瘤）梭形细胞软组织肿瘤，倾向低度恶性外周神经鞘膜瘤。

图 28-3　术后病理及术后患者情况

病例分析

胸椎椎管较窄，胸椎的上关节突间距离较小，尤其是中段胸椎，而且胸椎的横突向后侧方倾斜，其与正中矢状面所成的角度从 T_1 至 T_{10} 越来越小，这些特征决定后方入路暴露椎管腹侧的困难性。椎弓根、关节突关节、胸椎横突及与之相连的部分肋骨是侧方到达椎管腹侧的主要骨性障碍。对于生长于椎管内外的肿瘤，大部分可以先切除椎管内肿瘤组织，再通过扩大的椎间孔将椎管外的肿瘤组织一并切除。但是缠绕脊髓的腹侧肿瘤则需要椎管扩大入路暴露肿瘤。因此如何暴露肿瘤，将肿瘤全切成为手术的难点。

既往的手术入路，如前方入路（胸前入路、经胸骨前方入路）、肋横突切除术、侧方胸膜外入路等，其手术入路损伤大，暴露有限。采用椎管扩大入路可以咬除椎管侧方的部分骨性结构，从而获得较大的暴露范围和视角，能够良好地显露椎管腹侧及腹外侧和椎

笔记

体后方；扩大咬除横突、椎弓根及关节突来获得更大的暴露范围。但有时扩大椎管入路仍不能很好地暴露腹侧肿瘤，此时我们需采用硬膜翻转技术来更好地暴露椎管腹侧肿瘤组织。

专家点评

椎管内肿瘤采取标准椎板切除后方入路仅能对脊髓背侧的肿瘤提供足够的手术空间，进行完全暴露，对于腹侧的椎管肿瘤则不能很好地暴露。所以我们必须采取椎管扩大入路扩大其暴露范围，但有时仍无法对腹侧肿瘤进行完全暴露，此时可在此基础上再采用脊髓翻转技术进一步暴露腹侧肿瘤，将其全部切除。

参考文献

1. MIAO J，WANG S B，PARK W M，et al. Segmental spinal canal volume in patients with degenerative spondy lolisthesis. Spine J，2013，13（6）：706-712.

2. LALL R R，SMITH Z A，WONG A P，et al. Minimally invasive thoracic corpectomy：surgical strategies for malignancy，trauma，and complex spinal pathologies. Minim Invasive Surg，2012，2012：213791.

3. VARUN R，KSHETTRY M D，ANDREWT，et al. A quantitative analysis of posterolateral approaches to the ventral thoracic spinal canal. Spine J, 2015, 15（10）：2228-2238.

4. JOAQUIM A F，ALMEIDA J P，SANTOSM J D，et al. Surgical management of intradural extramedullary tumors located anteriorly to the spinal cord. J Clin Neurosci，2012，19（8）：1150-1153.

5. MARTIN N A，KHANNA R K，BATZDORF U. Posterolateral cervical or thoracic approach with spinal cord rotation for vascular malformations or tumors of the ventrolateral spinal cord. J Neurosurg，1995，83（2）：254-261.

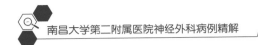
029　$C_4 \sim C_6$ 椎间盘突出显微神经外科手术治疗

病历摘要

患者，男性，56 岁，因"双上肢麻木不适半年，进行性加重并间歇性跛行 2 个月"入院。

[现病史]　患者半年前出现颈项部酸胀不适，并感双上肢麻木，2 个月前自觉双上肢麻木加重，在当地医院诊断为颈椎病，行颈椎牵引、针灸等物理治疗，麻木症状无明显好转，并出现双下肢乏力。为求进一步治疗至我院就诊。患者自发病以来精神、食欲、睡眠好，二便正常，体重无变化。

[既往史]　高血压病史 3 年，正规服用降压药物，控制情况良好，否认家族史及遗传病史。

[入院查体]　查体合作，无明显感觉平面，四肢自主活动，肌力 V 级，双侧肱二头肌、肱三头肌腱反射亢进，双侧桡骨膜反射正常，双侧膝反射、踝反射亢进，双侧 Hoffmann 征、Babinski 征阳性。

[辅助检查]　颈椎 X 线：椎体边缘见不同程度唇样骨质增生，$C_4 \sim C_5$、$C_5 \sim C_6$ 椎间隙变窄。颈椎 CT：未见明显后纵韧带骨化。颈椎 MRI：颈椎退变，$C_4 \sim C_6$ 颈椎间盘突出，$C_4 \sim C_6$ 脊髓变性，$C_3 \sim C_4$ 椎间盘膨出（图 29-1）。

笔记

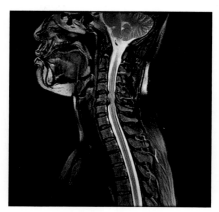

图 29-1　检查结果

[术前诊断]　①$C_4 \sim C_6$椎间盘突出；②颈椎管狭窄；③$C_4 \sim C_6$脊髓损伤；④高血压2级。

[治疗]　入院后完善相关检查，征得患者及家属同意，全身麻醉，神经电生理监测下行$C_4 \sim C_6$椎间盘突出显微镜下切除＋硬膜囊减压＋植骨融合内固定术。手术过程：患者取仰卧位，头稍后仰、左偏，右侧颈前横切口，约4 cm，依次切开皮肤、皮下组织及颈阔肌，颈阔肌下方上下分离后，沿胸锁乳突肌内侧肌肉间隙向内分离，经颈动脉鞘内侧达椎体前方颈长肌（注意保护食管），C臂机下定位确认手术节段，分离颈长肌内侧暴露$C_4 \sim C_6$椎体及椎间隙，取颈前自动牵开器向两侧牵开，椎体钉植入撑开椎体间隙，显微镜下切除前纵韧带、纤维环、髓核至椎体后缘，磨钻磨除后缘骨赘，暴露后纵韧带，打开后纵韧带摘除脱出的髓核组织，镜下硬膜囊及神经根充分减压（在神经电生理监测下进行），彻底止血后植入大小合适的Cage，椎体前方用钛板固定，行食管、气管复位，逐层缝合颈阔肌、皮下组织、皮肤。术后给予防治感染、功能锻炼等对症治疗，术后第2天患者戴颈围下

地活动，术后第 3 天患者痊愈出院。术后复查颈椎 X 线及 MRI
（图 29-2、图 29-3）。

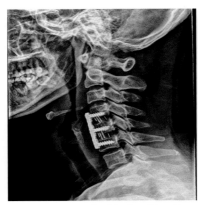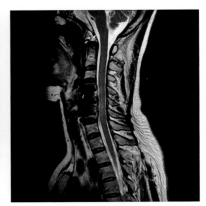

图 29-2　术后复查颈椎 X 线　　　图 29-3　术后复查颈椎 MRI

病例分析

　　患者为中年男性，无外伤史；以双上肢麻木不适、间歇性跛
行为主要表现；查体：四肢肌力 V 级，双侧肱二头肌、肱三头肌
腱反射亢进，双侧桡骨膜反射正常，双侧膝反射、踝反射亢进，
双侧 Hoffmann 征、Babinski 征阳性；颈椎 CT 未见明显后纵韧带
骨化；颈椎 MRI 提示颈椎退变，$C_4 \sim C_6$ 颈椎间盘突出，$C_4 \sim C_6$
脊髓变性。

　　颈椎间盘突出是临床上较为常见的脊柱疾病之一，发病率仅
次于腰椎间盘突出。主要是由于颈椎间盘髓核、纤维环、软骨板，
尤其是髓核，发生不同程度的退行性病变后，在外界因素的作用下，
导致椎间盘纤维环破裂，髓核组织从破裂之处突出或脱出至椎管
内，从而造成相邻的组织，如脊神经根和脊髓受压，引起头痛、眩晕，
心悸、胸闷，颈部酸胀、活动受限，肩背部疼痛，上肢麻木胀痛，

步态失稳，四肢无力等症状和体征，严重时发生高位截瘫甚至危及生命。

颈椎间盘突出症的诊断主要依靠症状、体征和影像学检查（CT、MRI），特别是 MRI 在确诊颈椎间盘突出方面具有重要意义。颈椎间盘突出可根据颈椎间盘病理改变的影像学特征分为颈椎间盘变性、膨出、突出、脱出、游离等主要类型。

多数情况下颈椎间盘突出首选非手术治疗：①患者正常生活，病情对工作影响不大；② MRI 无脊髓受损变性信号；③查体病理征阴性。保守治疗前必须先行颈椎 MRI 检查判断颈椎间盘突出的严重程度，并排除肿瘤、炎症等疾病。保守治疗的主要方法：①颈托制动，急性期建议卧床休息、对症治疗；②牵引；③颈椎操；④改变不正确姿势。保守治疗 3 个月后症状有所加重者或需手术治疗。如有椎间盘突出压迫神经根、脊髓而引起神经根、脊髓损伤时则首选手术治疗。神经外科治疗颈椎间盘突出在显微镜下操作，并有神经电生理监测辅助，可以最大程度地保护被压迫的脊髓和神经根，减少相关的并发症。

专家点评

颈椎间盘突出症发病率较高，手术切除突出的颈椎间盘可显著缓解或解除临床症状和体征。随着神经外科的不断发展，神经外科医师亦逐渐开展了颈椎间盘突出的诊治工作。相对于骨科治疗该类型疾病而言，神经外科拥有其天然的优势：显微操作，显著降低了神经、血管等重要组织结构损伤的发生率。

参考文献

1. BARSA P，SUCHOMEI P. Factors affecting sagittal malalignment due to cage subsidence in standalone cage assisted anterior cervical fusion. Eur Spine J，2007，16（9）：1395.

2. 方青，李洋，武文杰，等 . 新型同种异体骨椎间融合器治疗颈椎病的临床应用研究 . 第三军医大学学报，2019，41（9）：877-884.

3. MINJA F J，MEHTA K Y，MIAN A Y. Current challenges in the use of computed tomography and MR imaging in suspected cervical spine trauma. Neuroimaging Clin N Am，2018，28（3）：483-493.

4. JONAS R，DEMMELMAIER R，HACKER S P，et al. Comparison of three-dimensional helical axes of the cervical spine between in vitro and in vivo testing. Spine J，2018，18（3）：515-524.

5. RADCLIFF K，JALAI C，VIRA H，et al. Two-year results of the prospective spine treatment outcomes study：analysis of postoperative clinical outcomes between patients with and without a history of previous cervical spine surgery. World Neurosurg，2018，109：e144-e149.

6. 张磊，章君鑫，刘昊，等 . 颈前路 ROI-C 与后路单开门治疗多节段脊髓型颈椎病的对比 . 中国矫形外科杂志，2018，26（23）：2123-2129.

7. 李宁，申明奎，白玉，等 . 颈椎前路椎间盘切除融合术和后路单开门椎板成形术治疗多节段脊髓型颈椎病的早期并发症对比 . 脊柱外科杂志，2018，16（5）：262-265.

030　椎体压缩性骨折术后邻近椎体继发性骨折

病历摘要

患者，女性，68 岁，因"外伤后腰背部疼痛 7 小时"于 2016 年 6 月 15 日入院。

[既往史]　患者既往体健。

[入院查体]　脊柱无畸形，活动正常，L_2 棘突处叩击痛，直腿抬高试验阳性，"4"字试验阳性。四肢肌力 V 级，肌张力正常，余查体未见特殊。

[实验室检查]　血常规示白细胞计数 6.14×10^9/L，中性粒细胞百分比 75%，单核细胞百分比 17.3%，血红蛋白 102 g/L，血小板计数 164×10^9/L。尿便常规、肝肾功能、凝血功能均正常。

[辅助检查]　急诊查腰椎 MRI 平扫（图 30-1A）提示 L_4 压缩性骨折。MRI 矢状位示 L_4 高度变扁，内见片状长 T_1、稍长 T_2 信号；MRI 矢状位示 L_4 椎体压缩呈楔形变扁，$L_3 \sim L_5$ 椎体后路见金属内固定器影；MRI 矢状位示 T_{12} 及 L_4 椎体变扁，T_{12} 椎体骨质呈稍长 T_1 信号，T_2 压脂呈高信号；$L_3 \sim L_5$ 椎体内见固定影，椎体附件部分术后缺如。

[术前诊断]　椎体压缩性骨折术后邻近椎体继发性骨折。

[治疗]　入院急诊查腰椎 MRI 平扫提示 L_4 压缩性骨折。患者诊断 L_4 压缩性骨折明确，于 2016 年 6 月 27 日在全麻下行椎体

 笔记

骨折复位内固定＋椎管减压术，手术过程顺利。术后 2 周患者复查腰椎 MRI（图 30-1B），腰部疼痛明显改善，可下床活动；术后 3 月余再次出现腰部疼痛，疼痛部位位于原皮肤手术切口处，未予重视，患者继续原方案康复训练。术后 6 个月疼痛进一步加重，2016 年 12 月 15 日来我院复查腰椎 MRI 提示 T_{12} 压缩性骨折（图 30-1C），进一步行骨密度测定示患者有严重骨质疏松症。患者及家属要求保守治疗，予加强功能锻炼，口服抗骨质疏松药物等对症支持处理，随诊。

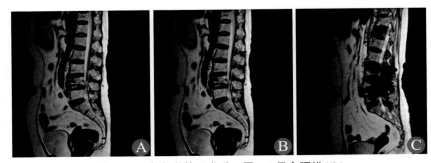

图 30-1　患者术前及术后 2 周、6 月余腰椎 MRI

病例分析

患者为女性，68 岁，因"外伤后腰背部疼痛 7 小时"于 2016 年 6 月 15 日入院。入院查体示脊柱无畸形，活动正常，L_2 棘突处叩击痛，直腿抬高试验阳性，"4"字试验阳性。四肢肌力 V 级，肌张力正常，余查体未见特殊。术前影像学：MRI 矢状位示 L_4 高度变扁，内见片状长 T_1、稍长 T_2 信号；MRI 矢状位示 L4 椎体压缩呈楔形变扁，$L_3 \sim L_5$ 椎体后路见金属内固定器影；MRI 矢状位示 T_{12} 及 L_4 椎体变扁，T_{12} 椎体骨质呈稍长 T_1 信号，T_2 压脂呈高信号；$L_3 \sim L_5$ 椎体内见固定影，椎体附件部分术后缺如。

诊疗思路：骨质疏松病（osteoporosis，OP）是一种全身性疾病。其特点主要是骨量减少，骨组织微结构受到破坏，患者的骨强度下降，容易出现骨折。椎体压缩性骨折（vertebral compression fracture，VCF）多为创伤所致，好发人群为患有骨质疏松的老年人。对于骨质疏松性压缩性骨折的治疗，目前有 3 种方案：①保守治疗，患者需要绝对卧床 2 ～ 3 个月；②椎体复位 + 椎弓根螺钉内固定术；③椎体成形术。后两种技术的成熟应用，避免了患者长期卧床的痛苦，术后早期即可戴上腰围下地。

邻椎病（adjacent vertebra disease，ASD）是指脊柱融合节段的上或者下一节段的退变。邻椎病的发生机制现在尚不明确，内固定手术后相邻节段的椎体关节突关节负荷增加、活动增加、椎间盘内压增高等生物力学改变及多节段椎间盘的退变都是其形成的原因。相关文献表明，邻椎病是脊柱融合术后远期、潜在的并发症，一般发生在行内固定术数年之后。该例患者内固定术后 3 个月即出现邻近椎体继发骨折，可能与该患者患有严重骨质疏松、术后康复训练强度较大等原因有关。

对于老年椎体压缩性骨折患者，术前应常规行骨密度测定。尤其针对绝经后妇女，由于体内雌激素水平降低，成骨细胞形成减少，使该类人群更易患有骨质疏松。临床上针对已发生椎体压缩性骨折的患者除了对症处理外，还需要行抗骨质疏松症治疗，包括：①形成良好的生活习惯。建议患者每天饮食中钙的摄入量（1000 mg/d，男性 50 ～ 70 岁；1200 mg/d，女性＞ 51 岁或者男性＞ 71 岁）建议每天维生素 D 的摄入量（800 ～ 1000 IU/d）。②药物治疗。包括骨吸收抑制剂（雌激素、双膦酸盐、降钙素等）、

笔记

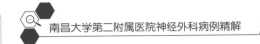

骨形成促进剂（甲状旁腺激素等）和骨矿化物（钙剂和维生素 D 等）等。相关研究表明，一些与信号通路有关的抑制骨吸收或者促进骨形成的抗骨质疏松靶向药物正在研发阶段，未来有望在临床上推广。③适当的锻炼。控制承重及肌肉力量的训练量，避免摔倒等预防压缩性骨折再次发生；椎体压缩性骨折的患者术后康复过程中，训练强度（如倒走等）要循序渐进提高、卧床时间要充分，避免高强度锻炼导致其他节段再次出现应力性压缩性骨折。④控制体重。相关研究表明，体质指数超过 25 kg/m^2 是邻椎病的一个独立的危险因素，术前、术后控制患者体重可以降低患者发生邻椎病的风险，提高治疗疗效。减轻患者体重一方面可以减轻椎体的自身承重，降低患者发生邻椎病的风险；另一方面，体质指数可反映体内雌激素水平及活性，雌激素可以促进成骨细胞增加成骨量。

临床上针对椎体压缩性骨折内固定术后出现疼痛的患者，不仅要考虑原切口疼痛，也需注意相邻节段椎体发生压缩性骨折也可引起该症状。虽然多数骨质疏松性压缩性骨折患者会出现骨折所在部位的疼痛，但仍有少数患者会以骨折以外部位的疼痛为主诉前来就诊。如胸腰椎多发性骨质疏松性压缩性骨折可表现为定位模糊的腰背部广泛疼痛。目前一些观点认为这种非骨折部位的疼痛与相应脊神经后支受刺激有关。非骨折所在部位的疼痛常常会给临床诊断带来一定的干扰，结合压痛、叩击痛等体征可有助于压缩性骨折的诊断。MRI 对诊断压缩性骨折极其敏感，故及时复查全脊柱 MRI 是避免误诊、漏诊的重要方法。

中国医学临床百家

第三章 脊髓脊柱神经外科

专家点评

　　邻椎病是指脊柱融合节段的上或者下一节段的退变。内固定手术后相邻节段的椎体关节突关节负荷增加、活动增加、椎间盘内压增高等生物力学改变及多节段椎间盘的退变都是其形成的原因。本病例的诊治经验告诉我们严重的骨质疏松也可能是造成邻椎病的原因之一，值得临床医师关注。

参考文献

1. 楼慧玲，彭程.老年骨质疏松症患者骨折的影响因素分析.实用医学杂志，2012，28（20）：3377-3379.

2. LIN W C，CHENG T T，LEE Y C，et al. New vertebral osteoporotic compression fractures after percutaneous vertebroplasty: retrospective analysis of risk factors. J Vasc Interv Radiol，2008，19（2）：225-231.

3. LIUKE M，SOLOVIEVA S，LAMMINEN A，et al. Disc degeneration of the lumbar spine in relation to overweight. Int J Obes（Lond），2005，29（8）：903-908.

4. FUJII T，SAKUMA Y，ORITA S，et al. Dichotomizing sensory nerrve fibers innervating both the lumbar vertebral body and the area surrounding the iliac crest: a possible mechanism of referred lateral back pain from lumbar vertebral body. Spine，2013，25（38）：1571-1574.

5. 唐汉武，林一峰，孙丽，等.骨质疏松性椎体压缩性骨折的临床特点分析.广州中医药大学学报，2014，31（1）：8-10.

6. 汪呈，曹宇，顾永清，等.骨质疏松治疗药物的研究进展.科学通报，2014，59(13)：1209-1214.

7. 章振林.骨代谢相关信号通路与抗骨质疏松新型药物的研发.药物评价，2015，12（15）：52-55.

167

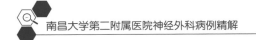

031　L₄ ~ L₅ 马尾神经血管网状细胞瘤移动现象

病历摘要

患者，男性，50岁，因"双侧髋部胀痛5个月，加重7天"就诊。

[既往史]　患者为农民，高血压病史10年。有数年饮酒史和吸烟史。否认其他系统性疾病，否认过敏史，否认家族史及遗传病史。

[入院查体]　神志清楚，四肢肌力及肌张力正常，生理反射存在，脊柱无叩击痛及压痛，双侧直腿抬高试验弱阳性，膝腱反射稍活跃。

[实验室检查]　血常规：白细胞计数 4.14×10^9/L，中性粒细胞百分比71%，单核细胞百分比13.3%，血红蛋白123 g/L，血小板计数 234×10^9/L。尿便常规、肝肾功能、凝血功能均正常。

[辅助检查]　2017年8月14日MRI平扫示 L_5 节段占位性病变（椎管内髓外硬膜下），病变的上界平行于 L_5 椎体上缘（图31-1）；2017年8月29日（半个月后）MRI直接增强扫描显示病变向上移位，上界平行于 L_4 椎体上缘（图31-2）。

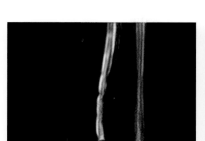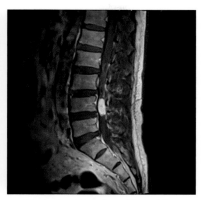

图 31-1　2017 年 8 月 14 日 MRI　　图 31-2　2017 年 8 月 29 日 MRI

[治疗]　入院完善相关检查后，患者在手术室全麻下经后正中入路手术，逐层分离皮肤及肌肉，咬除椎板，暴露硬脊膜，用细刀划开硬脊膜后两侧充分悬吊硬脊膜，暴露肿瘤，术中发现肿瘤的位置与第 2 次 MRI 检查的位置相同（L_4 椎体水平），肿瘤血供丰富，呈红褐色，包膜完整，质地坚韧。术中进一步探查发现肿瘤与一根马尾神经紧密粘连，且有两根过路神经根。仔细将过路神经根游离后，离断与肿瘤粘连紧密无法分离的神经根及肿瘤血供，完整切除肿瘤。放置引流管，逐层缝合肌肉皮肤，患者带气管插管返回病房，术后予止血、补液等对症支持处理。

[术后诊断]　术后病理（图 31-3）：光镜下可见大量的不同成熟阶段的毛细血管及一些散在的空泡细胞，提示为椎管内海绵状细胞瘤。

患者痊愈出院。手术后 3 个月复查腰椎 MRI 平扫＋增强提示肿瘤全切术后（图 31-4）。

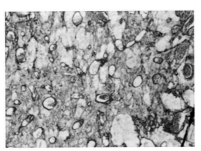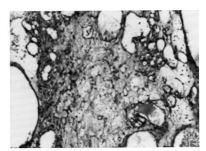

图 31-3　术后病理

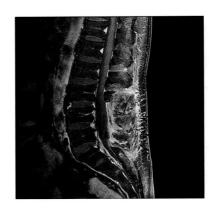

图 31-4　手术后 3 个月复查

病例分析

患者为老年男性，因"双侧髋部胀痛 5 个月，加重 7 天"入院，既往无腰部外伤史。查体示双侧直腿抬高试验弱阳性，膝腱反射稍活跃。2017 年 8 月 14 日 MRI 平扫显示 L_5 节段占位性病变（椎管内髓外硬膜下），病变的上界平行于 L_5 椎体上缘；2017 年 8 月 29 日（半个月后）MRI 直接增强扫描显示病变向上移位，上界平行于 L_4 椎体上缘。

诊疗思路：由于腰段及以下节段神经根较长且椎管内容积相对较大，肿瘤呈相对漂浮状态，椎管内肿瘤移位的可能因素有：

①体位调整等可能影响腹内压、腰椎管鞘内压改变的因素都可能造成肿瘤的移动；②脊髓造影时鞘内使用造影剂也可造成肿瘤出现移动；③麻醉时使用肌松药等可能造成肌肉松弛的因素亦可造成肿瘤的移动。另外笔者认为：①受累或责任神经根痉挛时对相对漂浮的肿瘤可能产生牵拉作用，使其移位；②椎管内肿瘤体积较大，产生占位效应，使脑脊液循环受阻，受阻节段脑脊液压力改变，也可能推移肿瘤导致移位。椎管内肿瘤存在移位现象，提示临床医师手术定位及手术操作时要有一定的心理预期，术前谈话也需充分地告知患者手术过程中可能需要扩大切口，手术日期与 MRI 检查日期相隔时间不能过久，尽可能避免肿瘤定位产生偏差。

由于约 19% 的中枢性血管网状细胞瘤患者可能合并有其他系统脏器的囊肿或血管瘤（Von Hippel-Lindau 综合征），因此，本例患者应进一步追访其家族史，并进行神经系统(头部、全脊髓段)、眼底及腹部等全面的影像学检查，必要时行基因检测以排除患有 Von Hippel-Lindau 综合征的可能性。

专家点评

椎管内肿瘤移动现象比较罕见，国内尚无文献报道，国外文献报道亦较少，且多为腰椎管内神经鞘瘤，本例为国际上首例椎管内移动性血管网状细胞瘤的报告，值得临床医师（特别是神经脊柱外科医师）借鉴和关注。

笔记

参考文献

1. KOTHARIi A，SINQH N，ANIJUM R. Mobile schwanomas of lumbar spine：a diagnostic dilemama. J Clin Orthop Trauma，2017，8（2）：197-200.

2. TOSCANPO D T，FELBAUM D R，RYAN J E，et al. Mobile schwannoma of the lumbar spine：a case report and review of the literature. Cureus，2016，8（7）：e715.

3. TERADA Y，TODA H，YOKOTE A，et al. A mobile schwannoma of the cervical spinal cord：case report and review of literature. Neurosurg，2016，78（1）：156-159.

4. KOJIMA S，YOSHIMURA J，TAKAO T，et al. Mobile spinal enterogenous cyst resulting in intermittent paraplegia in a child：case report. J Neurosurg Padiatr，2016，18（4）：448-451.

5. KIM S B，KIM H B，JANQ J S，et al. Mobility of intradural extramedullary schwannoma at spine：report of three cases with literature review. J Korean Neurosurg，2010，47（1）：64-67.

6. VARSHNEY N，KEBEDE A A，OWUSU-DAPPAH H，et al. A review of Von Hippel-Lindau Syndrome. J kidney Cancer VHL，2017，4（3）：20-29.

032　荧光造影辅助高颈段髓内血管母细胞瘤显微手术治疗

病历摘要

患者，男性，65 岁。因"双上肢麻木胀痛不适 2 年余，加重伴双上肢抬举受限、步态不稳 3 个月"入院。

[既往史]　既往体健，无特殊病史。

[入院查体]　神志清楚，言语正常，双侧咽反射对称正常；双上肢及肩关节平面以下温、痛觉减退，肘关节平面以下触觉减退，双侧肢体深感觉正常存在；双侧肱二头肌、肱三头肌、桡骨膜反射增高；左侧膝反射、跟腱反射亢进，右侧减弱；双侧 Hoffmann 征、Oppenhein 征、Gordon 征、Babinski 征阳性。

[辅助检查]　颈椎 MRI 增强（图 32-1）：C_2 椎体水平髓内占位，考虑血管母细胞瘤。C_2 水平脊髓内见明显强化结节，边界清楚，大小约为 1.6 cm×1.0 cm，结节上方脊髓及延髓背侧见多房囊状低信号。延髓至 C_7 节段脊髓增粗，内见条片状低信号。

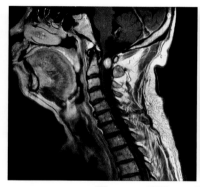
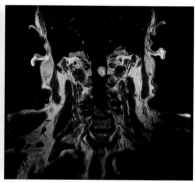

图 32-1　颈椎 MRI 增强矢状位及冠状位

173

[术前诊断]　C_2椎管水平髓内肿瘤。

[治疗]　全麻下行C_2椎管水平髓内肿瘤探查＋切除术。采用俯卧位，三钉头架固定头颈部，经后正中入路，咬除寰椎后弓、C_2棘突及椎板，外侧不超过小关节，暴露硬脊膜，见硬脊膜张力较高。显微镜下纵行剪开硬脊膜后向两侧悬吊，见脊髓表面有较多异常增粗的血管（图32-2A），于$C_1 \sim C_2$脊髓左侧探及橘红色肿瘤组织，血供丰富。行吲哚菁绿荧光造影（图32-3），判断肿瘤供血动脉和引流静脉，对明确的肿瘤供血动脉电凝后切断，游离肿瘤边界，离断引流静脉后完整切下肿瘤（图32-2B）。严格止血后用生理盐水反复冲洗术区，严密缝合硬脊膜，膜外置一引流管后逐层缝合肌肉、皮下组织、皮肤，术毕。

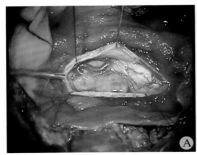
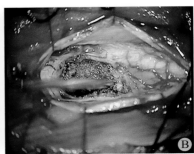

A：剪开硬脊膜见异常屈曲血管　　　　B：肿瘤全切

图32-2　术中情况

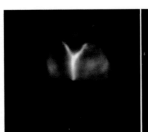
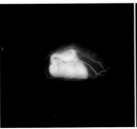
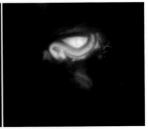

图32-3　术中荧光造影，见肿瘤及其供血动脉、引流静脉

术后常规应用甲基强的松龙 30 mg /（kg·d）冲击治疗，最大剂量不超过 1000 mg/d，连续 3 天，3 天内逐渐减量至停用。同时鼓励患者术后早期康复锻炼，佩戴颈托 3 ～ 6 个月。患者术后恢复可，双上肢仍感麻木，但抬举困难好转，行走平稳。

病理报告：C_1 ～ C_2 椎管水平髓内血管母细胞瘤；免疫组化提示瘤内 CD31 血管内皮（+）、CD34 血管内皮（+）、S100 部分（+）、Vim（+）、Ki-67 ＜ 1%（+）。术后复查颈椎 MRI：颈椎术后改变，未见肿瘤残留（图 32-4）。

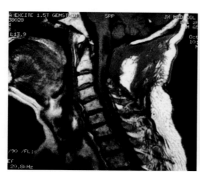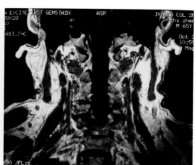

图 32-4　术后复查颈椎 MRI

病例分析

血管母细胞瘤又名血管网状细胞瘤、血管内皮细胞瘤，是富含血管的良性肿瘤，其好发于小脑，发生于脊髓者少见，约占脊髓肿瘤的 1.0% ～ 7.2%。发生于脊髓的血管母细胞瘤又以颈髓、胸髓常见。本文报告 1 例经手术和病理证实的高颈段髓内血管母细胞瘤，并结合文献，分析其诊断和治疗方法。

高颈段血管母细胞瘤是指发生于 C_1 ～ C_4 段的髓内肿瘤。其临床表现与肿瘤大小、部位密切相关。慢性发病且进行性加重是其临床特点，表现为相应脊髓节段功能损伤，少数表现为脊髓刺激症状。其中，颈部疼痛为高颈段髓内肿瘤最常见的首发症状，随后可出现不同程度的肢体感觉或运动障碍。本病例以双上肢麻木胀痛起病，由上至下发展，随后出现上肢抬举困难，步态不稳等运动障碍，考虑为肿瘤压迫脊髓丘脑束及锥体束引起。经研究发现，脊髓血管母细胞瘤在 MRI 上具有其特异性，临床主要通过 MRI 对其进行初步诊断：①肿瘤在 T_1 上呈长 T_1 或等 T_1 信号，T_2 上呈等长 T_2 或等 T_2 信号，边界清晰，血供丰富，增强扫描呈明显强化，对于小的病灶增强扫描尤其重要；②在瘤内或瘤周通常可见迂曲的低信号流空血管影；③肿瘤上下方常可见空洞或囊变。该病例颈椎 MRI 增强扫描符合上述特点。

目前，手术全切为脊髓血管母细胞瘤的有效治疗方法，但因其血供极其丰富，尤其肿瘤位于高颈段髓内者，手术风险高，术后常因脊髓水肿或损伤导致呼吸、循环障碍及高位截瘫。荧光造影能在术中实时提供肿瘤血供情况，具有简单实用、影像清晰等特点。本病例术中应用吲哚菁绿造影辨认肿瘤供血动脉及引流静脉，同时确认肿瘤位置及边界，从而将准确阻断瘤供血管、实现肿瘤全切。患者术后恢复满意，双上肢运动障碍好转，但仍稍感麻木，可能与髓内多房囊状改变有关。综合本病例及髓内肿瘤手术治疗经验，我们认为：髓内血管母细胞瘤，特别是高颈段髓内肿瘤因其血供丰富、包膜不完整或与周边组织粘连紧密，游离其边界时应寻找最佳分离界面，以减少脊髓损伤。一般以肿瘤上下端脊髓空洞为最佳界面，当无法探寻到最佳分离界面时，则应从脊髓后正中部切开软脊膜，分离脊髓进入空洞，获取最佳分离界面。术中荧光造影可实时观察肿瘤供血动脉、引流静脉，为保护好正常脊髓血供及肿瘤全切"保驾护航"。在肿瘤切除过程中，如发现肿瘤逐渐肿胀则应再次荧光造影，寻找隐匿供血动脉并给予离断。肿瘤供血动脉离断后瘤体将缩小，如瘤体未明显缩小、荧光造影又提示肿瘤无供血动脉时则可用低电流双极电灼瘤体，使其皱缩变小，以便将其全切。如条件允许，术中可行脊髓神经电生理监测，进一步提高手术的安全性。

专家点评

　　临床上，颈髓血管母细胞瘤较少见，术中常常无法辨别肿瘤的供血动、静脉，而造成手术完整切除极为困难，术后神经功能损伤等并发症亦比较多见。本病例提供了一种良好的术中鉴别肿瘤供血动、静脉的简易方法，大大提高了该类型肿瘤的全切率且显著降低了手术相关并发症的发生率，值得神经外科医师参考和借鉴。

参考文献

1. 张晓丹，金征宇，张燕，等．脊髓血管母细胞瘤的 MRI 表现．临床放射学杂志，2005，24（6）：475-477.

2. 杨威，左锋．脊髓髓内血管母细胞瘤栓塞治疗价值和手术体会．中国现代神经疾病杂志，2014，14（7）：628-632.

3. 周良辅，安庆祝．现代神经外科学．上海：上海医科大学出版社，2001.

4. 叶信珍，薛兴森，储卫华．脊髓髓内血管母细胞瘤的显微外科治疗．中国临床神经外科杂志，2014，19（8）：449-451.

5. 牛建星，李学真，杜长生，等．高颈段脊髓血管网状细胞瘤的 MRI 表现及显微外科手术治疗．山东医药，2014，54（13）：51-53.

6. 吴兴红，孙子燕，王玉斌．脊髓血管母细胞瘤的 MRI 诊断与鉴别诊断．医学影像学杂志，2014，24（2）：187-189.

7. PARK C H, LEE C H, HYUN S J, et al. Surgical outcome of spinal cord hemangioblastomas. J Korean Neurosurg Soc，2012，52（3）：221-227.

8. 杨芳裕，林锦兴，李泉清，等．荧光造影辅助下脊髓血管性肿瘤显微手术治疗．中国微侵袭神经外科杂志，2014，19（9）：422-423.

第四章
功能神经外科

033　14 cm 活体脑裂头蚴摘除

📋 病历摘要

患者，男性，16岁，因"脑外伤后体检发现左颞叶皮质下占位"。

[入院查体]　无任何阳性体征。

[辅助检查]　头部 MRI + 增强扫描发现左侧颞叶占位并大片状水肿，考虑为炎性肉芽肿，寄生虫感染可能（图 33-1）。

[实验室检查]　行寄生虫免疫学检查提示曼氏裂头蚴抗体阳性。

[术前诊断]　脑裂头蚴病。

[治疗]　患者完善各项检查后于全麻下行显微镜下脑寄生虫切除术。于左颞叶水肿区探查发现一条白色线条状虫体，仔细将虫体完整取出后切除周围炎性肉芽肿。将虫体放置于烧瓶内见其自由蠕动，测量其长度约为 14 cm（图 33-2）。患者术后给予常规吡喹酮抗寄生虫及预防癫痫治疗。患者恢复较好出院。

术后病理报告：坏死周围见类上皮细胞、大量嗜酸性粒细胞及个别多核巨细胞浸润；病理诊断：（左颞叶）肉芽肿形成，另见虫体一条。

术后 1 年复查头部 MRI 示左颞叶术后改变（图 33-3）。寄生虫免疫学诊断：曼氏裂头蚴抗体阴性。

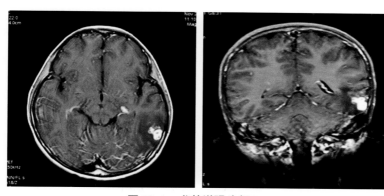

图 33-1　术前增强头部 MRI

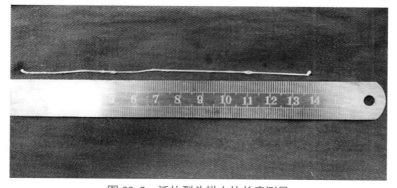

图 33-2　活体裂头蚴虫体长度测量

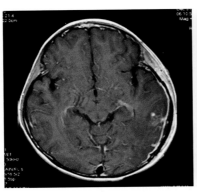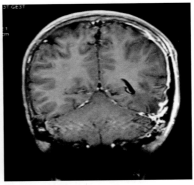

图 33-3　术后复查增强头部 MRI

病例分析

脑裂头蚴病是一种罕见的中枢神经系统寄生虫病，是由曼氏迭宫绦虫的幼虫曼氏裂头蚴寄生于人脑内所形成，占人裂头蚴病的 2.27%。在我国，该病多见于南方各省。一般认为感染该病的途径有以下几种：食生或半生的蛙肉、蛇肉等（含裂头蚴）；带有伤口的皮肤敷贴感染的生蛙皮、蛙肉等；饮用了含剑水蚤的生水。由消化道进入人体的裂头蚴穿过横膈至纵隔，沿血管神经周围间隙向上移行，经枕骨大孔、破裂孔和颈静脉孔入颅。

脑裂头蚴病的临床表现多不典型，与感染部位相关，多以头痛、癫痫、肢体活动障碍等表现为主，严重者可出现颅内高压、意识障碍甚至死亡等。

该病影像学表现多为单侧受累的单发病灶。病灶多位于皮质，也可侵犯脑室、脑干和小脑。活的虫体在脑内活动形成隧道、虫体分泌的产物及虫道周围的炎性反应使得该病影像学上具有一定特点：①主病灶直径一般小于 2 cm；②局部常伴发炎性反应，病灶周围脑实质可见不规则大片状水肿影；③头部 MRI 多表现为混

杂长 T_1、长 T_2 信号，邻近侧脑室可变大，即所谓的"负效应"，增强扫描可见病灶呈匍行管状、串珠状、绳结状、扭曲条索状强化；④不同时期的影像学检查，病灶可在不同的部位；⑤ CT 检查可见点状钙化影，虽然头部 MRI 对于钙化的显影不如 CT，但也可表现出不均匀信号。本病例头部 MRI 可见小病灶周围大片水肿，增强 MRI 可见扭曲样团状强化。但本病例无任何临床表现，易发生误诊。

对于脑裂头蚴病的治疗，使用吡喹酮仅能起到驱虫的目的，不能杀死脑裂头蚴。且单纯应用药物治疗，往往治疗不彻底、复发率高。手术摘除裂头蚴为该病最有效的治疗手段，可完整切除虫体及周围坏死的脑组织。结合我们的经验及文献，脑裂头蚴手术最关键在于将虫体完整去除，并将周围炎性脑组织一并切除。但如果病灶位于功能区时应慎重切除周围炎性脑组织。

本病例病灶位于非功能区，术中将虫体及周围炎性组织一并完整切除，术后未出现神经功能障碍。患者手术 1 年后复查头部 MRI 未见有脑裂头蚴复发病灶，血清寄生虫免疫学检查提示曼氏裂头蚴抗体阴性。

专家点评

随着人民生活水平的提高及卫生知识的普及和医疗水平的快速提高，脑寄生虫病发病率明显下降。本病例介绍了 1 例 14 cm 活体脑裂头蚴摘除术的患者的诊治情况，内容新颖、震撼，值得临床医生关注与借鉴。

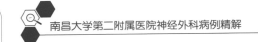

参考文献

1. 裘明华，裘明德．人裂头蚴病和无头蚴病：Ⅰ．病原学的过去和现在．中国寄生虫学与寄生虫病杂志，2009，27（1）：54-60.

2. 王淑梅，杨飞飞，黄玉仙，等．78 例脑寄生虫病病例分析．中国寄生虫学与寄生虫病杂志，2009，27（3）：245-248.

3. 董秦雯，莫亚雄，卢德宏，等．脑裂头蚴病一例并文献复习．中国免疫学和神经病学杂志，2014，21（2）：94-97.

4. 龚才桂，王小宜，刘慧，等．脑裂头蚴病的 MRI 诊断．中华放射学杂志，2006，40（9）：913-917.

5. HORTOBAQVI T，ALHHAKIM A，BIEDRZYCKI O，et a1. Cysticercosis of the fourth ventricle causing sudden death：a case report and review of the literature. Pathol Oncol Res，2009，15（1）：143-146.

6. 姜明春，刘国华，程祖珏．脑裂头蚴显微手术治疗分析．中国实用医药，2011，6（33）：6-8.

034　影像引导下立体定向脑内病变活检术（一）

病历摘要

患者，男性，59岁。因"头痛伴右下肢行走不稳5天"入院。

[现病史]　患者自诉5天前感头痛，伴右下肢行走不稳，伴反应迟钝，右上肢书写功能较前减弱，无头晕、耳鸣、恶心、呕吐、视物旋转，四肢无力，黑蒙、晕厥，当时未予以处理，后至我院门诊就诊，行头部CT检查示左侧丘脑及右侧基底节异常密度影，门诊拟"颅内病变"收入我科住院治疗，追问病史，患者既往有头痛病史2年，程度不剧烈，未予以重视。患者自起病以来，精神、饮食、睡眠可，大、小便正常，近期体重未见明显改变。

[既往史]　患者既往身体一般。有高血压病史5年，血压最高160/96 mmHg，口服贝那普利降压，平时血压控制不详。否认糖尿病史。否认冠心病史。否认肾病史。否认肝炎病史。否认结核病史。否认其他疾病史。否认输血史。否认药物、食物过敏史。

[入院查体]　体温36.0 ℃，脉搏54次/分，呼吸20次/分，血压147/81 mmHg，神志清楚，双肺呼吸音清，未闻及干、湿性啰音。心界不大，心率54次/分，律齐，各瓣膜听诊区未闻及明显杂音。腹部平软，无压痛，肝、脾肋下未触及。双下肢轻度水肿。专科查体：言语清楚，床旁手试法粗测视野无缺损。两眼球运动自如，各向运动充分，无凝视麻痹，未见眼震及复视。双瞳孔等大等圆，直径2.5 mm，双侧直接、间接对光反射灵敏，调节反射存在。伸舌居中，

未见舌肌萎缩及束颤。双侧肢体痛、触觉对称正常。四肢肌力 V 级，肌张力适中。四肢腱反射消失，病理反射未引出，病理征阴性。

[实验室检查]　血常规、粪便常规 + 潜血、尿常规、肾功能、电解质、凝血四项 +D- 二聚体、糖化血红蛋白、叶酸、维生素 B_{12}、乙肝六项、输血四项、红细胞沉降率、B 型脑钠肽均未见明显异常。

[辅助检查]　常规心电图检查：①窦性心动过缓；② Ⅲ、avF 导联异常 Q 波。脑血管超声（颅内段 TCD+ 颅外段 5 对动脉）检查：颅内动脉超声未见异常。心脏彩超 + 左心功能检查：左室壁运动不协调。左室舒张功能减退。二尖瓣、三尖瓣、主动脉瓣微量反流。头部 CT 平扫检查：左侧丘脑及右侧基底节异常密度影。MRI 检查示双侧丘脑区及脑干稍肿胀，内见稍长 T_1 稍短 T_2 信号，T_2 FLAIR 呈稍高信号，DWI 呈高低混杂信号；头部 MRI 直接增强扫描 + 磁共振波谱分析（MRS）检查示右侧丘脑、左侧大脑脚及基底节、左侧颞叶多发占位并周围水肿，建议结合组织学检查；鼻窦炎；脑内多发缺血性白质病变。

[术前诊断]　①颅内占位性病变；②水肿；③高血压 2 级。

鉴别诊断包括：①脑梗死。发病急，多无头痛症状，常有言语不清、行走不稳、反应迟钝，患者有吸烟、高血压等高危因素，头部 CT 可见左侧丘脑及右侧基底节异常密度影，不能完全排除脑梗死，予完善头部 MRI 检查可明确诊断。②脑出血。多为中老年患者，起病急，可有头痛，患者有颅外敲击伤，有高血压、吸烟等高危因素，但患者无明显意识障碍、脑膜刺激征，头部 CT 检查未见高密度影，但不能排除颅内细小出血点，予完善头部 MRI 检查可协助诊断。③颅内肿瘤。患者中老年男性，有头痛病史，但患者无明显四肢无力、偏瘫症状，无意识障碍及进行性加重，头部 CT 检查示左侧丘脑及右侧基底节异常密度影，不能排除颅内肿瘤，予完善头部 MRI、MRA、MRV 等检查可协助诊断。④偏头痛。患者常有头痛病史，但偏头痛多为慢性病程，反复发作，与休息、情绪、劳累等有关，患者为中老年男性，无明显长期反复头痛发作病史，偏头痛可能性小。

[治疗] 入院后完善肝肾功能、三大常规、凝血四项、输血四项等检查无明显异常。于 2018 年 6 月 8 日全麻下行脑立体定向活检术。病理诊断：（右侧丘脑）弥漫大 B 细胞淋巴瘤，活化 B 细胞型。免疫组化：瘤细胞 LCA（+）、CD20（+）、PAX5（+）、MUM1（+）、CD10（−）、BCL6（−）、BCL2（+）、C-myc（+）、GFAP 胶质细胞（+）、S100 胶质细胞（+）、P53 散在（+）、NeuN（−）、IDH1（−）、Ki-67 约 60%（+）。原位杂交 EBER（−）。确诊淋巴瘤后转入肿瘤科继续治疗。术前及术后 CT 检查结果见图 34-1、图 34-2。

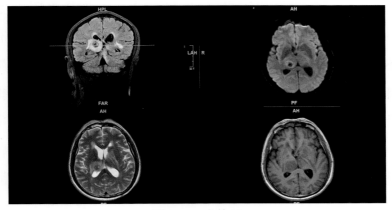

图 34-1 术前 CT

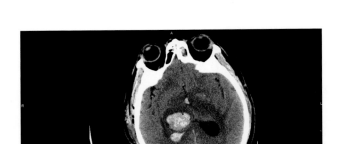

图 34-2　术后 CT 复查

病例分析

中枢神经系统淋巴瘤包括原发中枢神经系统的淋巴瘤和全身淋巴瘤侵入中枢神经系统的继发性淋巴瘤。原发中枢神经系统淋巴瘤（primary central nervous system lymphoma，PCNSL）是一种少见的结外淋巴瘤类型，约占原发脑肿瘤的 4%，占结外非霍奇金淋巴瘤（non-Hodgkin's lymphoma，NHL）的 4% ～ 6%。PCNSL 起病时病灶局限于脑 – 脊髓轴，包括脑实质、脊髓、眼、颅神经及脑膜。PCNSL 占原发脑肿瘤 3% ～ 6%，95% 以上的PCNSL 为弥漫性大 B 细胞淋巴瘤（diffuse large B cell lymphoma，DLBCL）。PCNS-DLBCL 临床和影像学表现多样，常与胶质瘤、转移癌、脱髓鞘疾病及感染难以鉴别，脑立体定向穿刺活检病理诊断是指导 PCNSL 治疗的唯一确诊方法。

PCNSL 具有独特的临床及生物学表现，预后较淋巴结起病的淋巴瘤及其他部位起病的结外淋巴瘤差。PCNSL 中位发病年龄为60 岁，最常见症状为神经系统受损表现，一旦患者临床表现及头部影像学检查提示存在淋巴瘤的可能，首选颅内占位立体定向活检确诊。

PCNSL 临床表现缺乏特异性，可有头痛、嗜睡、偏瘫、癫痫及性格改变等神经系统受损表现，首发症状多与肿瘤生长部位和范围有关。PCNSL 侵袭性强，易侵袭室管膜下组织通过脑脊液扩散至脑脊膜，约 16% 合并脑脊膜受累。脊髓受累时可出现颈背部疼痛及相应脊髓病变的症状和体征。少数患者可出现眼部受累，常累及玻璃体、视网膜或脉络膜，所以脑脊液及眼科检查（包括裂隙灯检查）应作为诊断 PCNSL 的常规检查。患者很少出现发热、盗汗、体重减轻等全身症状。病变好发于脑室旁累及脑实质，CT 平扫呈等密度或稍高密度，瘤周可有轻至中度水肿。钙化、出血及囊变非常少见；增强扫描病变呈中等程度均匀强化。MRI 平扫 T_1WI 等或略低信号，T_2WI 呈等或略低信号（原因为肿瘤细胞丰富且排列紧密，细胞核与细胞浆的比值高），增强呈均匀强化，少见中心坏死，周围水肿程度不一。病理学诊断是确诊的唯一方法。颅内病灶病理学检查结果显示淋巴瘤诊断成立后，应尽快完成分期检查，包括头部增强 MRI、脑脊液细胞形态学、眼科裂隙灯检查、胸腹盆腔 CT 检查。PET-CT 在诊断 PCNSL 不做推荐。大于 60 岁的男性患者应行睾丸 B 超检查。通过上述检查可以明确疾病侵犯范围，并与继发性淋巴瘤引起的中枢神经系统侵犯相鉴别。

脑立体定向活检是 PCNS-DLBCL 诊断的唯一确诊方法和金标准，取材准确是病理诊断的前提，病理医师应全面掌握其临床影像学表现及病理诊断要点，提高病理诊断质量。活检取材送检组织应包括病变中心、边缘和周围。通常在一个穿刺道中取 2 次组织，第 1 次（进针）从瘤周 – 瘤缘 – 瘤中心，第 2 次（回针）再从瘤中心 –

笔记

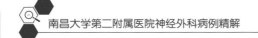

瘤缘 – 瘤周，这样可基本囊括病变全貌，有助于提高诊断阳性率。皮质激素治疗患者应在停药 3 个月以后再取活检。病理学可表现为弥漫密集排列肿瘤细胞与地图样凝固性坏死相间的片状斑驳样区、血管中心型生长区、少数散在肿瘤细胞的寡细胞区及皮质激素治疗后以大量组织细胞为主的肿瘤细胞消减型。PCNS-DLBCL 的诊断与鉴别诊断必须结合临床、影像学、组织学、免疫表型和分子特征进行综合分析判断，并注意与高级别胶质瘤等其他肿瘤以及脱髓鞘疾病、特殊感染、脑脓肿等非肿瘤性病变鉴别。

在过去的 50 年中，PCNSL 的治疗是一个逐渐演变的过程。早期的手术切除患者并无明显的生存获益，随后的全脑放疗虽然有效率较高，但复发率也高，患者中位生存期仅 12 个月。20 世纪 90 年代，大剂量甲氨蝶呤联合放疗使部分患者获得较长存活期，5 年生存率为 30% ～ 50%。目前认为对 PCNSL 患者的治疗应包括诱导化疗和巩固治疗两个阶段。诱导化疗方案为以大剂量甲氨蝶呤和利妥昔单抗为基础的联合化疗，巩固治疗则为大剂量化疗 / 自体造血干细胞移植或减量的全脑放疗。具体的方案则依据患者的年龄和一般状况来选择。

综上，PCNSL 是一种少见类型的淋巴瘤。老年患者比例高，体能状态评分差，复发率高，预后差。目前对此病的一线化疗方案尚无共识，治疗模式建议采取诱导化疗后巩固治疗，是否给予维持治疗值得探索，期待新的靶向药物。接诊疑似 PCNSL 的患者，应尽快以最小损伤获取病理组织并进行确诊，立体定向穿刺术是目前首选的有创诊断方法，既可活检病变组织明确诊断，又可避免较大的手术创伤。确诊后根据患者年龄、一般状况以及重要脏器功能来选择合适的一线治疗及巩固治疗方案，并通过平衡疗效和远期不良反应，在追求最佳疗效的同时兼顾患者的生活质量。

专家点评

当代立体定向技术，应该更准确地称作影像引导的立体定向手术。手术的第一阶段，在患者头部安装一个定位装置，进行 CT 或 MRI 扫描，在空间上准确地将靶点定位。通常可以使用高分辨率薄扫成像获得可接受的精度，然后在手术计划系统中将术前 CT/MRI 匹配到患者的头部。手术的第二阶段一般在手术室内进行，患者使用预操作图像"重新注册"，通过计算机预算得出靶点坐标系，术者据此通过一个小的钻孔针对患者进行手术。通过立体定向活检技术，可以使很多原因不明的颅内占位病变获得确诊，使患者得到更为精准的治疗。立体定向的精度可以达到 1 mm 的误差，在此技术的指导下，基本上颅内绝大部分部位的病变我们都可以取到活检标本。

参考文献

1. RAJSHEKHAR V. Current status of stereotactic biopsy. Stereotact Funct Neurosurg，2001，76（3-4）：137-139.

2. ERSAHIN M，KARAASLAN N，GURBUZ M S，et al. The safety and diagnostic value of frame-based and CT-guided stereotactic brain biopsy technique. Turkish Neurosurg，2011，21（4）：582-590.

3. 魏祥品，傅先明，汪业汉，等 . 颅内特殊部位病变的立体定向活检术 . 中国临床神经外科杂志，2006，11（10）：591-593.

4. 王焕明，胡飞，熊玉波，等 . MRI 引导立体定向活检在颅内多发病变中的诊断价值（附 10 例报道）. 立体定向和功能性神经外科杂志，2012（4）：52-54.

035　影像引导下立体定向脑内病变活检术（二）

病历摘要

患者，男性，69岁，因"左下肢抬腿无力2个月并加重2周余"入院。

[现病史]　患者及家属诉患者于2个月前无明显诱因出现左下肢抬腿无力，无发热，无头痛，无意识障碍，无恶心、呕吐，于当地医院就诊，MRI示颅内多发性占位，近2周来，患者自觉症状逐渐加重，为进一步查明原因，遂来我院门诊就诊，门诊拟"颅内多发性占位"收入我科，患者自入院以来，精神食欲尚可，大小便基本正常。

[既往史]　患者既往身体一般。高血压病史，口服厄贝沙坦治疗（具体治疗不详）。否认糖尿病、冠心病、肾病、肝炎、结核及其他疾病病史。否认手术、外伤及输血史。否认药物、食物过敏史。

[入院查体]　体温36.3℃，脉搏82次/分，呼吸20次/分，血压131/87 mmHg，神志清楚。GCS总分15分（E4V5M6）。呼吸道通畅，呼吸平稳。脑神经检查：嗅觉双侧正常；视力粗测正常；双侧瞳孔等大，光反应灵敏，形态圆形；角膜反射对称灵敏；眼球运动无障碍，无眼震；眼球位置居中；颜面部感觉双侧对称，痛、温、触觉正常；咬肌双侧对称，肌力正常；双眼闭合良好，鼻唇沟对称；初测双侧听力明显下降。悬雍垂居中，双侧咽反射正常；

耸肩双侧对称有力；伸舌无偏斜。运动系统检查：左侧肌力Ⅳ级，肌张力偏高，左侧 Babinski 病理征阳性。感觉系统检查：双侧躯干及肢体痛、温、触、觉对称，未见感觉减退及感觉过敏；深感觉正常，位置觉正常。反射检查：腹壁反射双侧正常；肱二头肌反射、肱三头肌反射、桡骨膜反射正常；双侧膝腱反射、跟腱反射正常；膝阵挛、踝阵挛双侧阴性。双侧 Hoffmann 征阴性，双侧 Oppenhein 征阴性、Gordon 征阴性。脑膜刺激征：颈软，Kernig 征阴性，Brudzinski 征阴性。

[实验室检查]　2018 年 12 月 14 日检查结果如下。结核杆菌抗体测定（荧光探针法、金标法）：结核抗体阴性。肿瘤三项 + 总前列腺特异性抗原（PSA）：甲胎蛋白（AFP）< 1.3 ng/mL，癌胚抗原（CEA）< 0.50 ng/mL，CA199 34.97 U/mL，总前列腺特异性抗原（PSA）0.81 ng/mL。

[辅助检查]　2018 年 12 月 15 日头部磁共振平扫 + 增强扫描 + 导航：双侧大脑半球白质多发异常信号，考虑脱髓鞘病变可能性大，建议治疗后复查或于本院进一步检查排除其他肿瘤性病变。

2018 年 12 月 14 日心脏彩超 + 左心功能 + 组织多普勒：主动脉瓣轻度反流，二尖瓣、三尖瓣微量反流。左室舒张功能减退。2018 年 12 月 14 日肝、胆、胰、脾、双肾彩超 + 图文报告：肝内钙化灶。右肾囊肿。胆、胰、脾、左肾未见明显异常。

2018 年 12 月 18 日头部 CT 平扫：肺气肿，左肺上叶多发病变，请结合临床病史。

[术前诊断]　①颅内占位性病变；②高血压 2 级；③肺气肿；④右肾囊肿（后天性）。

鉴别诊断包括①胶质瘤：通常老年起病，病程短，进程快，出现局灶神经功能障碍，CT 提示肿瘤为不均一的混杂高密度影。

肿瘤常明显强化，MRI 示 T_1WI 为边界不清的混杂信号影伴有坏死和囊变。②转移瘤：患者常头痛，常来源于肺，约 80% 脑转移瘤发生在大脑半球，15% 在小脑，5% 在脑干，CT 提示占位多为圆形、边界清楚的等密度或低密度肿块，增强后肿瘤内密度不均匀强化，常有"小病灶，大水肿"特征性表现。

[治疗]　患者由神经内科转入我科，术前检查无明显手术禁忌，于 2018 年 12 月 18 日在局麻下行立体定向脑活检术，术后给予止血、抗癫痫等对症支持治疗。病理诊断：（额部）镜下见少许脑组织，部分区髓鞘消失，轴索相对保留，星形胶质细胞反应性增生，见较多泡沫样组织细胞聚集，血管周围淋巴细胞浸润，考虑脱髓鞘病变。明确诊断后，继续神经内科治疗。术前定位及术后 CT 复查影像学结果见图 35-1、图 35-2。

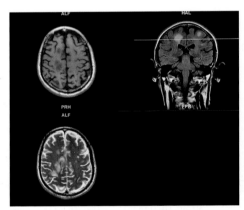

图 35-1　术前定位

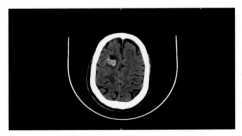

图 35-2　术后 CT 复查

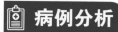 **病例分析**

原发或特发性炎性脱髓鞘病（idiopathic inflammatory demyelinating diseases，IIDDs），是一组在病因上与自身免疫相关，在病理上以 CNS 髓鞘脱失及炎症为主的疾病。由于疾病之间存在组织学、影像学以及临床症状上的某些差异，构成了脱髓鞘病的一组疾病谱。除了包括多发性硬化（multiplesclerosis，MS）、视神经脊髓炎（neuromyelitis optic，NMO）、同心圆性硬化（即 Balo 病）、播散性脑脊髓炎（disseminated encephalomyelitis，DEM）等外，还包括临床孤立综合征（clinical isolated syndromes，CIS）、瘤样炎性脱髓鞘病（tumor-like inflammatory demyelinating diseases，TIDD）等。

瘤样炎性脱髓鞘病（tumor-like inflammatory demyelinating diseases，TIDD），又称为肿瘤样脱髓鞘病（tumdactive demyelinating lesion，TDL）或炎性脱髓鞘假瘤（demyelinating pseudotumor），是中枢神经系统（central nervous system，CNS）炎性脱髓鞘病的一种相对少见类型。TIDD 起病相对较缓慢，临床表现相对较轻，一般无明显缓解复发过程，在影像学检查中病灶可以孤立或多发，病灶可有较显著的肿瘤样占位效应。正是由于 TIDD 的临床和影像学表现均不典型，常常被误诊为 CNS 肿瘤。有时个别 TIDD 局部病理或细胞形态特殊也易与肿瘤相混淆。

TIDD 脱鞘病变在 CT 上呈低信号改变，很少见到强化，在 MRI 上常见到强化，而且开环型强化较显著，随着时间推移，强化信号不断衰减至消失。而胶质瘤的影像学表现在 CT 上可以为低信号，也可为稍高密度影，往往是高低混杂信号；在 MRI 增强扫描时可随时间从强化不明显到非常显著（与脱髓鞘病相反），

 笔记

193

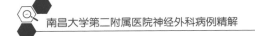

而且强化表现更多见环形强化或团块状强化，开环强化少于
TIDD。TIDD 影像学表现上的另一个重要特点其在是 DWI 上呈高
信号，而胶质瘤早期很少见高信号，常为等信号或低信号。随着
时间推移，TIDD 在 DWI 上的高信号逐渐减低，而长时间的胶质
瘤 DWI 上可呈略高或高信号，但同时其 CT 亦为稍高密度信号。
因此，有时 TIDD 与胶质瘤的鉴别还应把 MRI 与 CT 结合在一起
分析。

中枢神经系统瘤样炎性脱髓鞘病在临床上比较少见，直到
1980 年才逐渐受人们关注，患者起病迅速，主要为神经免疫介
导性疾病，主要包含多发性硬化、播散性脑脊髓炎以及视神经脊
髓炎等，临床表现：四肢无力、呕吐、头晕、语言功能障碍等。
TIDD 患者经检查可见脑实质性损伤，如病理征阳性、肌力下降、
失语、意识障碍等，头部 MRI、CT 检查大多数表现为脑实质性
占位病变。对于 TIDD 患者，应注意观察患者临床症状和体征，
争取早期诊断、及时治疗。但是在临床上常常误诊，主要是因为
该病的临床特点容易与头部肿瘤的临床特点相混淆。对于该病的
临床影像学特点掌握不够，再加上由于病理图片上存在怪异的星
形细胞，很容易误认为肿瘤细胞。

若患者诊断结果偏向炎性假瘤，不可轻易进行手术治疗或放
弃治疗，避免造成不可挽回的后果。TIDD 的临床治疗可选择糖皮
质激素做冲击性试验治疗，但用药后无论病情如何变化都要在两
周内停止用药，并观察患者病情。对于 TIDD 患者而言，激素治
疗是一种有效、快捷、简单的治疗方法，尤其是对于孤立病变和
存在肿瘤占位效应的患者具有较好疗效。此外激素治疗还具有创
伤小、安全性高、准确性好的优点，可以作为临床治疗 TIDD 的
首选方案。

专家点评

根据大量文献报道，脑立体定向活检的检出率，在没有免疫抑制的患者中为82%～99%，在艾滋病患者中稍低，为56%～96%。

脑立体定向活检最常见的并发症是出血，但大多数很轻微，无临床症状。在没有免疫抑制患者中主要并发症（主要由于出血）发生风险为0～3%（大多数小于1%），而在艾滋病患者中为0～12%。据报道显示，艾滋病患者并发症发生率较高，可能是由于血小板计数减少或免疫功能降低，以及原发中枢神经系统淋巴瘤患者的血管脆性高。在没有免疫抑制的患者中，多局灶性高级别的胶质瘤并发症发生率最高。感染是针刺活检的常见并发症。

参考文献

1. 田增民，王亚明，于新，等.立体定向脑内病灶活检的临床意义.中华外科杂志，2010，48（19）：1459-1462.

2. 赵思源，刘娟，张剑宁，等.384例立体定向脑活检术诊断率的影响因素分析.立体定向和功能性神经外科杂志，2014，27（6）：327-330

3. TSERMOULAS G，MUKERJI N，BORAH A J，et al. Factors affecting diagnostic yield in needle biopsy for brain lesions. British J Neurosurg，2013，27（2）：207-211.

4. REITHMEIER T，LOPEZ W O，DOOSTKAM S，et al. Intraindividual comparison of histopathological diagnosis obtained by stereotactic serial biopsy to open surgical resection specimen in patients with intracranial tumours. Clin Neurol Neurosurg，2013，115（10）：1955-1960.

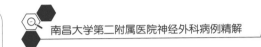

036 脑起搏器治疗痉挛性斜颈

病历摘要

患者，女性，53 岁，主诉：头颈不自主向左歪斜 4 年余。

[现病史] 患者及家属诉患者于 4 年前无明显诱因出现颈部不自主向左侧歪斜，左颈部肌肉肌张力高，较难向右侧偏转，无疼痛等其他不适，后多次至其他医院就诊，药物治疗后稍有缓解。今患者自觉症状加重，药物治疗效果不明显，为求进一步诊治，遂来我院门诊就诊，我院门诊拟以"痉挛性斜颈"收入我科，患者自起病以来，精神食欲可，大、小便基本正常。

[入院查体] 神志清楚，自动睁眼，对答流利，按吩咐动作，GCS 评分 15 分。双侧瞳孔等大等圆，约 3 mm，对光反射灵敏，左侧颈部肌肉稍强直，头部左侧偏转，四肢肌力 V 级，髌、踝阵挛未引出，双下肢 Barbinski 征、Oppenham 征、Goden 征阴性，脑膜刺激征阴性。

[辅助检查] 头部 MRI 提示脑内多发缺血灶。

[术前诊断] 痉挛性斜颈。

诊断依据如下。①定位诊断：锥体外系、丘脑。依据为患者头颈不自主向左歪斜，左侧颈部肌肉稍强直，头部左侧偏转，定位于锥体外系，结合病史，综合考虑定位于丘脑。②定性诊断：神经变性病，痉挛性斜颈可能性大。依据为慢性疾病，逐渐加重，无前驱感染史。首先考虑为变性病，结合病史及体征，考虑痉挛性斜颈可能性大。

鉴别诊断：①先天性肌性斜颈，该病是胎儿在出生过程中甚至在出生前胸锁乳突肌受伤、出血，随后受伤的胸锁乳突肌渐渐出现瘢痕挛缩，导致头颈部偏斜。一般在婴儿开始坐立前就能发现症状。与痉挛性斜颈不难鉴别。②寰枢椎半脱位，根据病史、体检及肌电图检查，与痉挛性斜颈不难鉴别。

[治疗] 入院后完善常规术前检查及准备，在局麻和全麻下行脑起搏器植入术。手术过程：在局麻加全麻下行脑起搏器植入术，局麻下安装立体定向头架基环，CT 下扫描定位片，导入手术计划系统，与头部 MRI 影像进行融合，通过手术计划系统计算苍白球内侧核坐标并记录。患者进入手术室，取平卧位，将基环固定于手术床上，标线，消毒，铺巾。将弧弓安装在基环上，定位头皮穿刺点，围绕穿刺点弧形切开头皮，钻开骨孔，电凝硬脑膜。将微电极推进器固定于弧弓上，将微电极导管向左侧苍白球内侧核方向穿刺，然后将微电极自导管中向苍白球内侧核缓慢推进，同时记录微电极电位图，靶上 7 mm 开始记录到苍白球内侧核电位，靶上 0.5 mm 苍白球内侧核电位消失。记录微电极的位置，退出微电极。改插入脑起搏器的刺激电极，将刺激电极分别插入苍白球内侧核靶点上方、下方 0.5 mm 处。将电极连接测试脉冲发生器，打开电流刺激，给予 5 V 电压，患者未出现不良反应。固定刺激电极，缝合局部头皮。按照相同程序，安装对侧电极。右侧微电极记录，靶上 7 mm 开始记录到苍白球内侧核电位，靶点 GPi 电位消失。将刺激电极插入苍白球内侧核。将电极连接测试脉冲发生器，打开电流刺激，给予 5 V 电压未见不良反应。患者全麻插管，在右锁骨下 1 cm 处横行切开皮肤及浅筋膜，在胸肌肌膜外分离一个皮囊。在右顶部切开 3 cm 左右长度头皮，将电极与延长

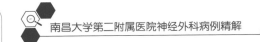

导线紧密连接并固定于颅骨上，连接脉冲发生器后进行体外测试，显示脉冲发生器及导线均通畅。将脉冲发生器置入锁骨下皮囊，逐层缝合各个切口。再次进行测试，显示电池及导线通畅，术毕。术后患者切口愈合良好，顺利拆线出院。治疗转归：术后1个月，开通刺激器，调整参数，半年后患者左侧偏斜的症状得以明显缓解。

病例分析

痉挛性斜颈（cervical dystonia，CD）是临床上最常见的成人起病的局灶性肌张力障碍。流行病学调查报告其患病率在欧洲国家约为（6.1～8.9）/10万人，平均发病年龄为40～50岁，女性多于男性。虽然在我国人群中流行病学研究结果尚不充分，但日本研究者认为亚洲人群与西方国家差异不大。痉挛性斜颈以颈部多块肌肉的组合性不自主收缩导致不随意运动或姿势异常为特征，主要表现为头颈部不自主扭转、侧倾、前屈和后仰动作，同时可伴有姿势性震颤、某些特定运动不能以及相应肌肉的痉挛性疼痛。此外随着病情进展，颈部以外的其他部位也偶见受累。此病可不同程度地影响患者的外貌、工作和生活，症状严重者丧失劳动能力，生活不能自理，其身心均受到极大的痛苦。

痉挛性斜颈按病因可分为原发性和继发性两类。继发性痉挛性斜颈病因众多，包括外伤、先天畸形、感染、肿瘤、代谢异常、药物及其他明确的神经系统疾病等。一般所说的痉挛性斜颈（包括本文所讨论的）均特指原发性痉挛性斜颈（idiopathic cervical dystonia）。原发性痉挛性斜颈病因尚不明确，目前认为可能与基因异常或遗传易感性有关，并经一定的外界环境因素所诱发，即"两

笔记

次打击学说"。值得注意的是，感觉信号的刺激也可作为诱发因素导致肌张力障碍发病。和其他类型的局灶性肌张力障碍一样，原发性痉挛性斜颈的病理生理学机制尚未阐明，一直是近年来的研究热点。神经生理学、形态学以及功能影像学研究表明基底节及丘脑功能异常及其导致的额叶运动皮层异常激活与痉挛性斜颈等肌张力障碍疾病的发病机制相关，而顶叶体感皮层的异常激活又提示认知、感觉功能紊乱，高级感觉处理过程异常以及感觉运动的整合缺陷在肌张力障碍发病过程中的作用。此外，有研究者发现患者通过想象及进行感觉诡计（sensory trick）均可缓解肌张力障碍症状，由此推论感觉诡计作为外加的感觉信息，通过顶叶特别是次级体感皮层部分抑制了肌张力障碍。但无论是上述的基底节理论还是感觉处理理论均认为肌张力障碍患者在运动中存在异常的皮层网络激活。

　　痉挛性斜颈因颈部肌肉的不自主收缩而主要表现为头颈部的运动增多及姿势异常，并表现为头颈部不自主地扭转、侧倾、前屈和后仰，常为不同运动方向、不同程度的组合。前期患者多表现为颈部肌群感觉异常，多表现为"推、拉"感，亦可有疼痛感或不自主扭转，呈阵发性，且症状逐渐加重，感觉诡计能够缓解。后期则多表现为头颈部不自主运动或明显姿势异常，呈持续性。此病临床表现及病程个体差异较大，多数患者起病后症状会进行性加重，前5年较明显，之后保持相对稳定。根据头部主要的位置和运动方向可将痉挛性斜颈分为4型：①侧倾型斜颈。颈部肌肉不自主收缩导致头部向躯体左侧或右侧倾斜，重者耳部、颞部与肩膀靠近，多有同侧肩膀上抬现象。涉及肌群有屈向侧的胸锁乳突肌、头夹肌、颈夹肌、肩胛提肌。②后仰型斜颈。颈部肌肉不自主收缩导致头部后仰，面部仰天。涉及肌群有双侧头、颈夹肌，头、颈半棘肌和多裂肌。③前驱型斜颈。颈部肌肉不自主收缩导致头部向胸前屈曲。涉及肌群有双侧胸锁乳突肌、前斜角肌。④旋转型斜颈。为临床上最常见的一种类型，表现为颈部肌肉不自主收缩导致头向躯体一侧旋转，根据肌肉收缩情况又可分为颈肌痉挛和阵挛两种。涉及肌群有面部旋向侧的头夹肌、颈夹肌、对侧胸锁乳突肌。

　　痉挛性斜颈的诊断：首先确定为肌张力障碍，排除继发性肌张力障碍，辅助检查结果有参考意义。①临床表现。对于痉挛性斜颈的诊断主要依据临床表现，主要依赖详细的病史询问和体格检查，尤其是对患者不自主运动的观察和记录。②肌电图检查。了解受累肌群，为肉毒素注射及外科手术治疗提供参考依据。③颈部 CT 薄层扫描。明确受累肌群，以便肉毒素注射及外科手术的准确定位。④滕喜龙试验。有最新的研究表明滕喜龙试验可以放大痉挛性斜颈患者的临床症状，但是不会对面肌痉挛患者产生影响，对诊断痉挛性斜颈的诊断具有指导意义。

　　痉挛性斜颈的鉴别诊断：①癔症性斜颈。常突发起病，不自主运动呈多变性，与感觉不适同时出现，无感觉诡计，心理治疗后可好转。②继发性痉挛性斜颈。有明确的病因，如脑外伤、颅内感染、毒物接触等。多起病突然，病程进展迅速，除颈部肌张力障碍外常伴随有其他神经系统体征。③其他。包括颈椎病、关节炎、先天性颈肌力量不对称、帕金森病、颞下颌关节综合征等。

　　痉挛性斜颈的治疗方法：对于痉挛性斜颈的治疗以口服药物治疗、肉毒素注射治疗、外科手术治疗为主，同时也包括一些其他的治疗。①口服药物治疗。口服药物治疗具有其局限性，主要药物包括苯海索、苯二氮䓬类、四苯喹嗪。苯海索作为经典治疗药物，但是患者对其耐受性很低；苯二氮䓬类（常用包括安定及氯硝西泮）主要用于减轻肌张力相关性疼痛、焦虑及可能的肌张力震颤；四苯喹嗪尽管可能会有较好的疗效，但因其具有导致抑郁及帕金森病的不良反应，所以属于限制性用药。目前口服药物治疗对患者的症状改善有限，疗效欠佳。②物理治疗。包括生物反馈治疗、佩戴颈托等。研究表示单纯的物理治疗疗效欠佳，局部肉毒杆菌毒素注射联合物理治疗和单独使用肉毒杆菌毒素治疗比较 TWSTRS 和 Tsui 评分并不会有很大变化，但物理治疗仍有助于缓解某些患者的症状，如改善残障、缓解疼痛、延长肉毒杆菌毒素疗效等。③局部注射肉毒素。肉毒杆菌毒素是一种由肉毒梭状芽孢杆菌产生的神经毒素，作用于神经肌肉接头处运动神经末梢的锌肽内切酶。通过特异性切割位于突触前膜上的细胞膜突触小体相关蛋白 SNAP-25，干扰神经末梢 Ca^{2+} 的代谢，抑制神经末梢乙酰胆碱量子式释放进入突触间隙，引起肌肉的化学性去神经支配，导致神经肌肉传导障碍，从而引起肌肉松弛、痉挛缓解，选择性使肌肉收缩力降低，同时不完全阻滞随意收缩以达到治疗目的。④颈脊神经联合副神经阻滞。主要针对侧屈型和旋转型痉挛性斜颈的治疗，选择相应的颈脊神经和副神经阻滞，以阻断疼痛等刺激的传导，解除局部肌紧张和痉挛，以达到纠正颈项部肌肉的阵挛性或强直性不自主收缩，并消除局部疼痛的目的。⑤外科手术治疗。对于保守治疗不满意的患者，可考虑手术治疗，主要包括选择性周围神经切断术、Foerster-Dandy 手术、立体定向脑深部结构（苍白球内侧，丘脑腹外侧）毁损术，脑深部结构（苍白球内侧）慢性电刺激术。⑥选择性周围神经切断和肌切断手术。

笔记

此为目前国际上多采用的外科手术方法，包括切断患侧 $C_1 \sim C_5$ 神经后支和颈部副神经加颈肌，同时由于旋转型和侧屈型痉挛性斜颈患者的痉挛集群主要分布于一侧颈神经后支支配区域，手术切除 $C_1 \sim C_5$ 神经后支和颈部副神经可使得大部分痉挛肌肉得到有效缓解，故选择性周围神经切断术多用于旋转型和侧屈型病例。并且切断神经后支并不累及颈前肌群，不会损伤咽肌、膈肌及臂丛，手术比较安全，疗效可靠，手术并发症少，但是对于前支参与支配的痉挛肌群难以达到较好效果。⑦ Foerster-Dandy 手术。传统神经外科手术方法，枕后正中入路硬膜下双侧副神经根和 $C_1 \sim C_4$ 脊神经前根切断术，疗效较为确切，但由于双侧前根切断后可导致膈肌麻痹，且术后部分患者可丧失头部自主旋转能力或肩部活动能力、吞咽困难等并发症，且手术创伤及风险较大，所以对临床手术医生要求较高，在选择合适的病例，熟悉局部解剖，掌握显微手术技巧的前提下才能保证疗效。⑧立体定向脑深部结构（苍白球内侧、丘脑腹外侧）毁损术。该术式对部分患者有效，但有可能带来偏瘫、失语等严重并发症。且存在复发可能性，故临床上使用较少，目前已废弃，但仍适用于全身性肌张力障碍。⑨脑深部结构（苍白球内侧）慢性电刺激术。近年来应用较多，是一种通过植入一种称为神经刺激器的医疗设备向大脑中特定的目标（苍白球、丘脑底核）发送电脉冲，直接改变大脑活动的方法，可显著改善肌张力障碍患者的症状，尽管有潜在严重并发症发生的可能性，但其影响一般来说是可逆的。虽然脑深部电刺激术（deep brain stimulation，DBS）用于治疗运动和神经精神疾病具有悠久的历史，但其基本原理和机制仍不清楚，有待进一步研究。⑩低频重复经颅磁刺激。一种新型的非侵入性的神经调控技术，利用低频 rTMS 通过瞬时电流产生的强大磁场，把磁场作用于大脑皮质，抑制大脑局部皮质的兴奋性，影响多种神经递质表达和释放，进一步导致局部脑血流和代谢的降低，从而调节纹状体苍白球直接环路和间接环路的兴奋性，最终对痉挛性斜颈患者的症状起到改善作用。⑪其他。包括心理治疗、运动控制训练、特殊生活技能训练、感官控制等。

专家点评

痉挛性斜颈是一种中枢神经系统锥体外系的功能障碍，与三叉神经痛和面肌痉挛有着完全不同的病理机制，能够证明这一观点的直接证据是术中对 STN 和 GPi 细胞电信号的记录，从记录中可发现痉挛性斜颈与外周受累肌群的不随意收缩有相关关系；间接证据是丘脑和苍白球的脑立体定向毁损可以有效地改善痉挛性斜颈的症状。对与锥体外系疾病密切相关的核团的外科干预，可以治疗多种运动障碍性疾病。DBS 疗法因其对脑组织的损伤轻微，具有可逆性、可调性和安全性高等优点，成为帕金森病等运动障碍性疾病的外科治疗趋势。

参考文献

1. AVANZINO L，RAVASCHIO A，LAGRAVINESE G，et al. Adaptation of feedforward movement control is abnormal in patients with cervical dystonia and tremor. Clin Neurophysiol，2018，129（1）：319-326.

2. COMELLAa C，BHATIA K. An international survey of patients with cervical dystonia. J Neurol，2015，262（4）：837-848.

3. KONGSAENGDAO S，MANEETON B，MANEETON N. Quality of life in cervical dystonia after treatment with botulinum toxin A：a 24-week prospective study.

笔记

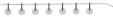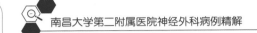

Neuropsychiatr Dis Treat，2017，13：127-132.

4. 于炎冰，左焕琮.选择性周围神经部分切断术治疗下肢痉挛状态.国际神经病学神经外科学杂志，2001，28（4）：303-306.

5. 刘红举，于炎冰，任鸿翔，等.改良 Foerster-Dandy 手术治疗痉挛性斜颈的长期随访结果（附 550 例报告）.中华神经外科杂志，2019，35（1）：6-9.

6. ALBERTO A. Deep brain stimulation for cervical dystonia. Lancet Neurol，2014，13（9）：856-857.

037　脑起搏器治疗原发性帕金森病

病历摘要

患者，男性，47岁，因"肢体不自主抖动、僵直9年余"入院。

[现病史]　家属述患者于9年余前无明显诱因出现右侧肢体不自主抖动，起初未治疗。症状逐渐加重，渐渐出现四肢活动不灵活，全身僵直，四肢不自主抖动，情绪激动时加重，无明显头痛、头昏，无视物旋转、视物成双，无言语不清，无饮水呛咳、吞咽困难。开始口服美多巴1～2粒/天，症状好转。曾至我院就诊，诊断：帕金森病、甲状腺功能减退。给予多巴丝肼片、普拉克索片、优甲乐等口服治疗，症状可缓解。3年前患者症状控制差，药效时间进行性缩短。至我院神经内科住院，给予药物治疗后症状好转出院，出院后至今一直口服卡左双多巴控释片、盐酸普拉克索片，起初症状控制良好，但症状逐渐加重，药效进行性缩短，伴异动明显。目前口服卡左双多巴控释片、1粒/次、每日6次，普拉克索片、1片/次、每日6次。3天前患者开始出现幻觉，胡言乱语，症状控制差。今为进一步治疗入院。起病以来，患者精神、食欲良好，睡眠差，体重无明显改变。

[入院查体]　患者神志清楚，面部表情减少，颈强直，四肢可见静止性震颤，四肢肌力Ⅴ级，四肢肌张力呈齿轮样增高，双侧肢体反射对称，四肢痛触觉对称，颈软，病理征阴性。

[辅助检查]　头部MRI：①右颞角稍大；②右侧额部头皮下出现金属伪影，请结合临床。

[术前诊断] 帕金森病。

诊断依据。①定位诊断：锥体外系，黑质。依据为患者四肢可见静止性震颤，四肢肌张力呈齿轮样增高，定位于椎体外系，结合病史，综合考虑定位于黑质。②定性诊断：神经变性病，帕金森病可能性大。依据为慢性疾病，逐渐加重，无前驱感染史。首先考虑为变性病，结合病史及体征，考虑帕金森病可能性大。

鉴别诊断。①脑炎后帕金森综合征：本病有明显感染症状，可伴有颅神经麻痹、肢体瘫痪、抽搐、昏迷等神经系统损伤的症状，脑脊液可有细胞数轻至中度增高、糖浓度降低等。病情缓解后其帕金森症状随之缓解，可与帕金森病鉴别。②肝豆状核变性：隐性遗传性疾病、约1/3有家族史，青少年发病，可有肢体肌张力增高、震颤、面具样脸、扭转痉挛等锥体外系症状。具有肝损伤等特征性损伤，角膜 K-F 环及血清铜蓝蛋白降低等特征性表现。可与帕金森病鉴别。

[治疗]　入院后常规术前检查及准备，在局麻和全麻下行脑起搏器植入术。手术过程：①局麻下安装立体定向头架基环，CT下扫描定位片，导入手术计划系统，与头部磁共振影像进行融合，通过手术计划系统计算丘脑底核坐标并记录。②患者进入手术室，取平卧位，将基环固定于手术床上，标线，消毒，铺巾。③将弧弓安装在基环上，定位头皮穿刺点，围绕穿刺点弧形切开头皮，钻开骨孔，电凝硬脑膜。将微电极推进器固定于弧弓上，将微电极导管向左侧靶点方向穿刺，然后将微电极自导管中向丘脑底核缓慢推进，同时记录微电极电位图，直至记录到明显的丘脑底核电位，记录微电极的位置。退出微电极，改插入脑起搏器的刺激电极，按照微电极记录的最佳位置将刺激电极插入丘脑底核。将

电极连接测试脉冲发生器，打开电流刺激，检查患者对侧肢体僵直明显改善。固定刺激电极，缝合局部头皮。按照相同程序，安装对侧电极。④患者全麻插管，在右锁骨下 1 cm 横行切开皮肤及浅筋膜，在胸肌肌膜外分离一个皮囊。在右顶部切开 3 cm 左右长度头皮，将电极与延长导线紧密连接并固定于颅骨上，连接电池后进行体外测试，显示电池及导线均通畅。将电池置入锁骨下皮囊，逐层缝合各个切口。再次进行测试，显示电池及导线通畅，术毕。术后患者切口愈合良好，顺利拆线出院。治疗转归：术后 1 个月，打开刺激器，调整参数后，患者震颤和僵直得到明显缓解。

病例分析

帕金森病（Parkinson's disease，PD）是一种常见的神经系统变性疾病，老年人多见，平均发病年龄为 60 岁左右，40 岁以下起病的青年帕金森病较少见。我国 65 岁以上人群帕金森病的患病率约 1.7%。大部分帕金森病患者为散发病例，仅有不到 10% 的患者有家族史。帕金森病最主要的病理改变是中脑黑质多巴胺能神经元的变性死亡，由此而引起纹状体多巴胺含量显著性减少而致病。导致这一病理改变的确切病因目前仍不清楚，遗传因素、环境因素、年龄老化、氧化应激等均可能参与帕金森病多巴胺能神经元的变性死亡过程。

帕金森病的常见病因如下。①年龄老化。帕金森病的发病率和患病率均随年龄的增高而增加。帕金森病多在 60 岁以上发病，这提示衰老与发病有关。资料表明随年龄增长，正常成年人脑内黑质多巴胺能神经元会渐进性减少。②遗传因素。遗传因素在

笔记

帕金森病发病机制中的作用越来越受到学者们的重视。自90年代后期第一个帕金森病致病基因 α-突触核蛋白（α-synuclein，PARK1）被发现以来，目前至少有6个致病基因与家族性帕金森病相关。但帕金森病患者中仅5%～10%有家族史，大部分还是散发病例。遗传因素也只是帕金森病发病的因素之一。③环境因素。研究发现，吸毒者吸食的合成海洛因中含有一种1-甲基-4苯基-1，2，3，6-四氢吡啶（MPTP）的嗜神经毒性物质。该物质在脑内转化为高毒性的1-甲基-4苯基-吡啶离子（MPP+），并选择性的进入黑质多巴胺能神经元内，抑制线粒体呼吸链复合物Ⅰ活性，促发氧化应激反应，从而导致多巴胺能神经元的变性死亡。在后续的研究中人们也证实了原发性帕金森病患者线粒体呼吸链复合物Ⅰ活性在黑质内有选择性的下降。一些除草剂、杀虫剂的化学结构与MPTP相似。随着MPTP的发现，人们意识到环境中一些类似MPTP的化学物质有可能是帕金森病的致病因素之一。④其他。除了年龄老化、遗传因素外，脑外伤、吸烟、饮咖啡等因素也可能增加或降低罹患帕金森病的危险性。吸烟与帕金森病的发生呈负相关，这在多项研究中均得到了一致的结论。咖啡因也具有类似的保护作用。严重的脑外伤则可能增加患帕金森病的风险。

帕金森病可能是多个基因和环境因素相互作用的结果。

帕金森病的诊断主要依靠病史、临床症状及体征。根据隐匿起病、逐渐进展的特点，单侧受累进而发展至对侧，表现为静止性震颤和行动迟缓，排除非典型帕金森病样症状即可做出临床诊断。对左旋多巴制剂治疗有效则更加支持诊断。常规血、脑脊液检查多无异常。头部CT、MRI也无特征性改变。嗅觉检查多可发现帕金森病患者存在嗅觉减退。以 ^{18}F-多巴作为示踪剂行多巴摄取功能 PET 显像可显示多巴胺递质合成减少。以 ^{125}I-β-CIT、^{99m}Tc-TRODAT-1 作为示踪剂行多巴胺转运体（DAT）功能显像可显示 DAT 数量减少，在疾病早期甚至亚临床期即可显示降低，可支持诊断。英国脑库帕金森病临床诊断标准见表 37-1。

表 37-1　英国脑库帕金森病临床诊断标准

英国脑库帕金森病临床诊断步骤
第一步：诊断帕金森综合征
运动减少：随意运动在始动时缓慢，重复性动作的运动速度及幅度逐渐降低 同时具有至少以下 1 项症状： A. 肌肉强直 B. 静止性震颤（4～6 Hz） C. 直立不稳（非原发性视觉、前庭功能、小脑及本体感觉功能障碍造成）
第二步：帕金森病排除标准
反复的脑卒中病史，伴阶梯式进展的帕金森症状 反复的脑损伤史 确切的脑炎病史 动眼危象 在症状出现时，正在接受神经安定剂治疗 1 名以上的亲属患病 病情持续性缓解 发病 3 年后，仍是严格的单侧受累 核上性凝视麻痹 小脑征 早期即有严重的自主神经受累 早期即有严重的痴呆，伴有记忆力、语言和行为障碍 锥体束征阳性（Babinski 征阳性） CT 扫描可见颅内肿瘤或交通性脑积水 用大剂量左旋多巴治疗无效（除外吸收障碍） MPTP 接触史
第三步：帕金森病的支持诊断标准。具有 3 项及以上者可确诊帕金森病
单侧起病 存在静止性震颤 疾病逐渐进展 症状持续的不对称，首发侧较重 对左旋多巴的治疗反应非常好（70%～100%） 应用左旋多巴导致的严重异动症 左旋多巴的治疗效果持续 5 年及以上 临床病程 10 年及以上

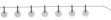 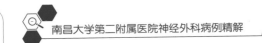

　　符合第一步帕金森综合征诊断标准的患者，若不具备第2步中的任何一项，同时满足第3步中3项及以上者即可临床确诊为帕金森病。

　　帕金森病的鉴别诊断：帕金森病主要需与其他原因所致的帕金森综合征相鉴别。帕金森综合征是一个大的范畴，包括原发性帕金森病、帕金森叠加综合征、继发性帕金森综合征和遗传变性性帕金森综合征。症状体征不对称、静止性震颤、对左旋多巴制剂治疗敏感多提示原发性帕金森病。①帕金森叠加综合征。帕金森叠加综合征包括多系统萎缩（multiple system atrophy，MSA）、进行性核上性麻痹（progressive supranuclear palsy，PSP）和皮质基底节变性（corticobasal degeneration，CBD）等。在疾病早期即出现明显的语言和步态障碍，姿势不稳，中轴肌张力明显高于四肢，无静止性震颤，明显的自主神经功能障碍，对左旋多巴无反应或疗效不持续均提示帕金森叠加综合征的可能。尽管上述线索有助于做出帕金森叠加综合征的诊断，但要明确具体的亚型则较困难。一般来说，存在明显的体位性低血压或伴随有小脑体征者多提示多系统萎缩。垂直注视麻痹，尤其是下视困难，颈部过伸，早期跌倒多提示进行性核上性麻痹。不对称性的局限性肌张力增高，肌阵挛，失用，异己肢现象多提示皮质基底节变性。②继发性帕金森综合征。此综合征是由药物、感染、中毒、脑卒中、外伤等明确的病因所致。通过仔细的询问病史及相应的实验室检查，此类疾病一般较易与原发性帕金森病鉴别。药物是最常见的导致继发性帕金森综合征的原因。用于治疗精神疾病的神经安定剂（吩噻嗪类和丁酰苯类）是最常见的致病药物。需要注意的是，有时候我们也会使用这些药物治疗呕吐等非精神类疾病，如应用异丙嗪止吐。其他可引起或加重帕金森样症状的药物包括利血平、氟桂利嗪、甲氧氯普胺、锂等。③特发性震颤（essential tremor，ET）。此病隐匿起病，进展很缓慢或长期缓解。约 1/3 患者有家族史。震颤是唯一的临床症状，主要表现为姿势性震颤和动作性震颤，即身体保持某一姿势或做动作时易于出现震颤。震颤常累及双侧肢体，头部也较常受累。频率为 6 ～ 12 Hz。情绪激动或紧张时可加重，静止时减轻或消失。此病与帕金森病明显的不同在于特发性震颤起病时多为双侧症状，不伴有运动迟缓，无静止性震颤，疾病进展很慢，多有家族史，有相当一部分患者生活质量几乎不受影响。④其他。遗传变性性帕金森综合征往往伴随有其他的症状和体征，因此一般不难鉴别。如肝豆状核变性可伴有角膜色素环和肝功能损伤。抑郁症患者可出现表情缺乏、思维迟滞、运动减少，有时易误诊为帕金森病，但抑郁症一般不伴有静止性震颤和肌强直，对称起病，有明显的情绪低落和快感缺乏可鉴别。

帕金森病的治疗原则：①综合治疗。药物治疗是帕金森病最主要的治疗手段。左旋多巴制剂仍是最有效的药物。手术治疗是药物治疗的一种有效补充。康复治疗、心理治疗及良好的护理也能在一定程度上改善症状。目前应用的治疗手段主要是改善症状，但尚不能阻止病情的进展。②用药原则。用药宜从小剂量开始逐渐加量，以较小剂量达到较满意疗效。用药在遵循一般原则的同时也应强调个体化。根据患者的病情、年龄、职业及经济条件等因素采用最佳的治疗方案。药物治疗时不仅要控制症状，也应尽量避免药物不良反应的发生，并从长远的角度出发尽量使患者的临床症状能得到较长期的控制。

首先，药物治疗包括保护性治疗和症状性治疗。

原则上，帕金森病一旦确诊就应及早予以保护性治疗。目前临床上作为保护性治疗的药物主要是单胺氧化酶 B 型（MAO-B）

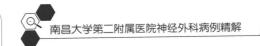

抑制剂。近年来研究表明，MAO-B 抑制剂有可能延缓疾病的进展，但目前尚无定论。

症状性治疗包括早期治疗、中期治疗、晚期治疗。第一，早期治疗（Hoehn-Yahr Ⅰ～Ⅱ级）又包括何时开始用药、首选药物原则。疾病早期病情较轻，对日常生活或工作尚无明显影响时可暂缓用药。若疾病影响患者的日常生活或工作能力，或患者要求尽早控制症状时即应开始症状性治疗。＜ 65 岁的患者且不伴智能减退首选药物：①非麦角类多巴胺受体（DR）激动剂；② MAO-B 抑制剂；③金刚烷胺，若震颤明显而其他抗帕金森病药物效果不佳则可选用抗胆碱能药；④复方左旋多巴＋儿茶酚－氧位－甲基转移酶（COMT）抑制剂；⑤复方左旋多巴。④和⑤一般在①、②或③方案治疗效果不佳时加用。但若因工作需要力求显著改善运动症状，或出现认知功能减退则可首选④或⑤方案，或可小剂量应用①、②或③方案，同时小剂量合用⑤方案。≥ 65 岁的患者或伴智能减退，首选复方左旋多巴，必要时可加用 DR 激动剂、MAO-B 或 COMT 抑制剂。苯海索因有较多不良反应尽可能不用，尤其老年男性患者，除非有严重震颤且对其他药物疗效不佳时可考虑使用。第二，中期治疗（Hoehn-Yahr Ⅲ级）。早期首选 DR 激动剂、MAO-B 抑制剂或金刚烷胺／抗胆碱能药物治疗的患者，发展至中期阶段，原有的药物不能很好地控制症状时应添加复方左旋多巴治疗；早期即选用低剂量复方左旋多巴治疗的患者，至中期阶段症状控制不理想时应适当加大剂量或添加 DR 激动剂、MAO-B 抑制剂、金刚烷胺或 COMT 抑制剂。第三，晚期治疗（Hoehn-Yahr Ⅳ～Ⅴ级）。晚期患者由于疾病本身的进展及运动并发症的出现治疗相对复杂，处理也较困难。因此，在治

笔记

疗之初即应结合患者的实际情况制定合理的治疗方案，以期尽量延缓运动并发症的出现，延长患者有效治疗的时间窗。

其次，采取手术治疗。手术方法主要有两种，神经核毁损术和脑深部电刺激术。神经核毁损术常用的靶点是丘脑腹中间核（Vim）和苍白球腹后部（postervoventral pallidotomy，PVP）。以震颤为主的患者多选取丘脑腹中间核，以僵直为主的多选取苍白球腹后部作为靶点。神经核毁损术费用低，且也有一定疗效，因此在一些地方仍有应用。脑深部电刺激术因其微创、安全、有效，为手术治疗的首选。帕金森病患者出现明显疗效减退或异动症，经药物调整不能很好地改善症状者可考虑手术治疗。手术对肢体震颤和肌强直的效果较好，而对中轴症状如姿势步态异常、吞咽困难等功能无明显改善。手术与药物治疗一样，仅能改善症状，而不能根治疾病，也不能阻止疾病的进展。术后仍需服用药物，但可减少剂量。继发性帕金森综合征和帕金森叠加综合征患者手术治疗无效。早期帕金森病患者，药物治疗效果好的患者不适宜过早手术。

专家点评

帕金森病是老年常见病，具有较高的致残率和致死率，已经发展成为人们广泛关注的社会问题，帕金森病的起病一般认为是脑部黑质多巴胺能神经元变性死亡和多巴胺合成减少引起的，主要表现为震颤、麻痹、认知障碍等症状。目前，临床上针对帕金森病尚无特效的治疗方案，因此寻找一种新型、安全、有效的治疗帕金森病的方案是亟待解决的临床难题。

近年来，随着临床上对帕金森疾病认知的不断深入，越来越多的学者将研究重点转向了帕金森病的 DBS 治疗。国内多项临床研究表明，丘脑底核－脑深部电刺激术不仅能够全面改善帕金森病患者的临床症状，还能减少左旋多巴的药量，改善帕金森病患者的运动、情感、社会功能。当然 DBS 也存在明显的局限性，插入电极过程中会对脑组织有微损毁作用，加上 DBS 的费用昂贵，使其临床应用受到了限制。

参考文献

1. ZOU Y M, LIU J, TIAN Z Y, et al. Systematic review of the prevalence and incidence of Parkinson's disease in the People's Republic of China . Neuropsychiatr Dis Treat, 2015, 11: 1467-1472.

2. 陈永平，商慧芳 . 2016 中国帕金森病诊断标准解读 . 中国实用内科杂志，2017，37（2）：124-126.

3. 马凯，李勇杰 . 帕金森病改良 Hoehn-Yahr 分级的临床应用 . 首都医科大学学报，2002，23（3）：260-261.

4. CONNOLLY B S, LANG A E. Pharmacological treatment of Parkinson disease: a review. JAMA, 2016, 311（16）: 1670-1683.

5. OLANOW C W, STREN M B, SETHI K. The scientific and clinical basis for the treatment of Parkinson disease（2009）. Neurology, 2009, 72（21 Suppl 4）: S1-S136.

6. 张宇清，李勇杰 . 神经核团毁损术治疗帕金森病 . 立体定向和功能性神经外科杂志，2004，17（3）：178-182.

7. KRACK P, HARIZ M I, BAUNZE C, et al. Deep brain stimulation: from neurology to psychiatry? Trends Neurosci, 2010, 33（10）: 474-484.

8. ENRICI I, MITKOVA A, CASTELLI L, et al. Deep Brain Stimulation of the subthalamic nucleus does not negatively affect social cognitive abilities of patients with Parkinson's disease. Sci Rep, 2017, 7（1）: 9413.

038　颅内热凝毁损治疗局灶性皮质发育不良

病历摘要

患者，男性，18岁，因"发作性肢体抽搐9年"于2017年3月24日住院。

[现病史]　首发时间为9岁（2007年），患者看电视时母亲发现其右手抓握，随即右侧肢体强直→双上肢强直阵挛，持续约1分钟，发作当时意识不清。同年症状发作数次，具体不详。起初至当地诊所予以药物治疗，具体成分不详，症状多于夜间发作，每次发作间隔数天至十天。4年前至南昌市某医院就诊，予以苯巴比妥及丙戊酸钠治疗。症状2年余未再发。去年6月份前症状再次发作，表现为预感（右上肢僵硬伴无知觉）→右上肢及右手阵挛→右侧颜面部及眼睑阵挛。持续1分钟余。曾至我院行脑电图检查未见异常。现症状每日均有发作。

[母孕史及个人史]　母孕期正常，第二胎足月顺产，否认产伤、窒息史。初中毕业，成绩中等，曾做汽车美容，现无工作。否认热性发作史，否认脑炎史。6～7岁时有过身体摔伤，当时无意识障碍，无遗留肢体偏瘫。

[实验室检查]　入院行实验室检查，血常规、生化、凝血指标、游离甲状腺水平均正常。

[辅助检查]　行长程视频脑电图检查：间歇期癫痫样放电，左额著（图38-1）。发作期症状学：表现为预感（右上肢僵硬

伴无知觉）→右上肢及右手阵挛→右侧颜面部及眼睑阵挛，持续1分钟余（图38-2）。入院后行磁共振癫痫序列提示左额局灶灰白质信号增高，考虑局灶性皮质发育不良（图38-3）。考虑患者病变位于运动功能区，术前为评估病变与功能区邻近关系，完善对侧肢体功能磁共振检查（bold），结果提示病变邻近肢体的运动区（图38-4）。

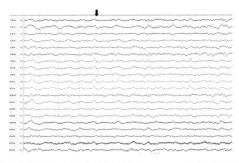

双级纵联导联，发作间期头皮脑电图左额（F3、C3）见棘波放电，黑色三角箭头所示

图 38-1　长程视频脑电图检查

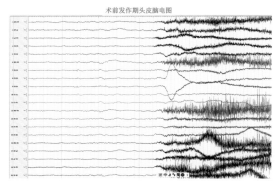

发作期脑电图改变，弥漫性肌电伪迹，无侧向性

图 38-2　发作期症状学

［术前诊断］　局灶性癫痫，病变定位于左额，病因考虑左额局灶性皮质发育不良。

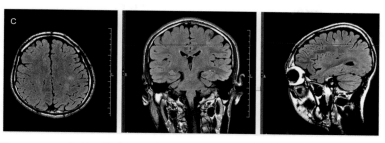

磁共振 T$_2$ FLAIR 序列，轴位、冠位、矢状位示左额病变位置，红色三角箭头所示

图 38-3　磁共振癫痫序列

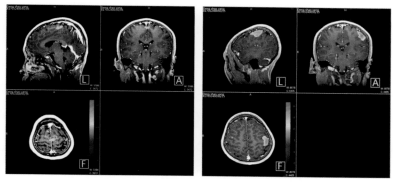

左图示黄橙色示右脚功能区域，右图橙色代表右手功能区域

图 38-4　手脚功能磁共振检查

［治疗］　考虑患者为局灶性癫痫，致痫病变为 FCD 可能性大，病变位于左侧额叶中央前沟沟底，与运动功能区重叠，开颅手术切除很可能导致偏瘫。家属不能接受偏瘫的风险，要求行微创热凝毁损病变。因此围绕病变行颅内电极置入，经过颅内电极脑电图监测数天后，行经 SEEG 病灶热凝毁损（图 38-5）。术后随访一年，无癫痫发作。

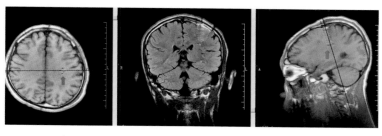

红色三角箭头示热凝电极毁损后病变区呈毁损后改变

图 38-5　术后复查

病例分析

局灶性皮质不良（focal cortical dysplasia，FCD）病理分型。Taylor（1971 年）最早通过对癫痫患者手术标本的观察，发现了异常的皮质结构并首次提出 FCD 的概念。FCD 的病理学特征是皮质分层结构紊乱及异常神经元的出现。根据异常神经元的形态又可分为气球样细胞、异形神经元、不成熟神经元和巨型神经元。Palmini 等 2004 年提出的分类方法得到了广泛认同，在该系统中，FCD 被分为 Ⅰ 型和 Ⅱ 型，同时还可根据不同的病理学特征分为 Ⅰa、Ⅰb 以及 Ⅱa、Ⅱb 型。2011 年，ILAE 在 2004 年分型标准基础上做出了进一步修改，变化的核心是：将 FCD 分为单纯型（FCD Ⅰ、Ⅱ）和结合型（FCD Ⅲ），而结合型 FCD 指的是与海马硬化、肿瘤及血管畸形相关的 FCD（表 38-1）。

表 38-1　2011 年国际抗癫痫联盟对 FCD 的分型标准

FCD 分型标准
FCD Ⅰ型（孤立的）
Ⅰa：放射状皮层结构异常 Ⅰb：切线性皮层结构异常 Ⅰc：放射性核切线状皮层结构异常
FCD Ⅱ型（孤立的）
Ⅱa：含畸形神经元 Ⅱb：含畸形神经元和气球样细胞
FCD Ⅲ型（合并特殊病变）
Ⅲa：颞叶皮层结构异常合并海马硬化 Ⅲb：胶质或胶质神经元肿瘤附近皮层结构异常 Ⅲc：血管畸形附近皮层结构异常 Ⅲd：其他任何早期获得性病变（如外伤、缺血损伤、脑炎等）附近皮层结构异常

笔记

FCD 的临床特点：相比其他病因（海马硬化、肿瘤等），FCD 所致的癫痫发作多出现在儿童期，通常具有更早的起病年龄。按病变部位不同，FCD 可以累及任何脑叶，发生在颞叶的 FCD 最常见，约占 50%。不同 FCD 病理分型，其脑叶分布也不同。FCD Ⅰ型最常见于颞叶，而 FCD Ⅱ型更多见于颞叶以外，以额叶居多。FCD 引起的发作的症状学特征主要取决于病变部位。

FCD 的影像学特点：随着 MRI 技术的发展，高质量的 MR 图像对 FCD 病灶的检出率较以前明显提高，为术前诊断和评估 FCD 提供了一种无创、敏感的检查方法。对临床表现为癫痫的患者应常规使用癫痫专用检查序列，在一般检查序列基础上增加了矢状面 FLAIR 及垂直于海马长轴的斜冠状面 FLAIR、T_2WI 序列。FCD 病变的影像学表现可分为 3 型：①放射带型。FCD 皮层下高信号表现为指向脑室的三角形或漏斗状，多见于 FCD Ⅱ型中。放射带有时需要多平面扫描才能显示。②高信号型。FCD 病变可见皮层下高信号，多沿皮层分布，不出现放射带。③轻微型。FCD 异常信号表现轻微，通常表现为病变皮层稍高信号或等信号。皮层下白质一般没有高信号。此型 FCD 一般好发于脑沟底部，影像学检查容易漏诊，在 FCD Ⅰ型中稍多见。

FCD 手术治疗：手术切除是治疗 FCD 合并难治性癫痫的有效手段，随着无创定位技术的进步以及术前评估流程的完善，FCD 手术的有效率也在不断提高。目前癫痫的术前评估过程通常需要神经内外科、电生理科、儿科、影像科及心身医学科等多学科协作完成。位于功能区及邻近功能区的 FCD 病灶切除具有一定的风险，通常需依靠颅内电极植入进行皮质电刺激功能区定位，结合术中唤醒、术中电刺激等再次确认病变范围，最大限度保护脑皮

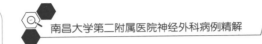
质功能。未来，多学科联合的术前评估模式、病灶精准定位与外科微创治疗将是 FCD 治疗的发展方向。

卢明巍主任点评

患者病程达 9 年，多种药物治疗无效，仍每日均有发作，符合难治性癫痫诊断，可以进行手术评估。患者影像学检查结果提示左额灰白质界限不清，信号增高，符合局灶性皮质发育不良影像诊断。结合头皮放电、症状学及影像结果，术前癫痫定位于左侧中央区起源，精确定位致痫灶需要置入颅内深部电极行颅内电极脑电图监测，同时需要通过电刺激定位运动区。但由于患者所见的病变就位于运动区下方，很可能即使经过精确定位，仍然存在术后偏瘫的可能。很可能最后的结果就是弄清了病情，但是无法进行切除性手术，故与家属充分沟通，确定置入热凝电极，直接将病变区域毁损。

参考文献

1. TAYLOR D C，FALCONER M A，BRUTON C J，et al. Focal dysplasia of the cerebral cortex in epilepsy. J Neurol Neurosurg Psychiatry，1971，34（4）：369-387.

2. FAUSER S，BAST T，ALTENMULLER D M，et al. Factors influencing surgical outcome in patients with focal cortical dysplasia. J Neurol Neurosurg Psychiatry，2008，79：103-105.

3. CHIPAUX M，SZURHAJ W，VERCUEIL L，et al. Epilepsy diagnostic and treatment needs identified with a collaborative database involving tertiary centers in France. Epilepsia，2016，57（5）：757-769.

4. BLUMCKE I，SPREAFICO R，HAAKER G，et al. Histopathological findings in

笔记

brain tissue obtained during epilepsy surgery. N Engl J Med，2017，377（17）：1648-1656.

5. LERNER J T，SALAMON N，HAUPTMAN J S，et al. Assessment and surgical outcomes for mild type I and severe type II cortical dysplasia：a critical review and the UCLA experience. Epilepsia，2009，50（6）：1310-1335.

6. BINGAMAN W E. Surgery for focal cortical dysplasia. Neurology，2004，62（6 Suppl 3）：S30-S34.

7. PALMINI A，NAJM I，AVANZINI G，et al. Terminology and classification of the cortical dysplasias. Neurology，2004，62（6 Suppl 3）：S2-S8.

8. LERNER J T，SALAMON N，HAUPTMAN J S，et al. Assessment and surgical outcomes for mild type I and severe type II cortical dysplasia：a critical review and the UCLA experience. Epilepsia，2010，50（6）：1310-1335.

9. ZHAO D J，ZHU M W，DU T Q，et al. MRI diagnosis of focal cortical dysplasia. J Clin Radiol（China），2009，28（10）：1358-1361.

10. 张希，遇涛，张国君. 局灶性皮质发育不良的临床特征与手术治疗. 中国医刊，2018，53（3）：235-238.

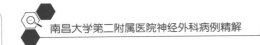

039　立体定向脑电图引导射频热凝毁损下丘脑错构瘤

病历摘要

患者，女性，19 岁，因"反复痴笑发作 10 余年"于 2017 年 3 月 7 日入院。

[现病史]　患者家属代述患者症状于 10 余年前一次发热后开始出现，起初表现为突发神志不清，双上肢抽搐，口吐白沫，两眼上翻，牙关紧闭。持续 1～2 分钟后症状好转。曾至当地医院就诊，考虑癫痫，予以卡马西平治疗，抽搐好转。此后症状以小发作为主，表现为无诱因发笑，持续数秒钟，症状每日均有发作。一直未有抽搐发作。去年开始改用托吡酯治疗，症状仍未完全控制。于 2017 年 1 月 28 日再次出现抽搐，至当地医院就诊，行头部 CT 检查未见异常。后为求进一步治疗至我院就诊。自起病以来，患者精神、食欲、睡眠良好，体重无明显改变。

[既往史]　既往诊断癫痫病史 10 余年，长期口服托吡酯。发现乙肝半个月。否认高血压、糖尿病、冠心病、肾病、肝炎、结核及其他疾病病史。否认手术、外伤及输血史。否认药物、食物过敏史。家族史无特殊。

[辅助检查]　入院完善相关检查，妇科彩超提示子宫、双侧附件区未见明显异常。头部 MRI 平扫 + 增强：左下丘脑灰结节区结节，提示灰结节错构瘤（图 39-1）。入院行视频脑电图监测：间歇期癫痫样放电，脑区性，左颞著。胸部未见明显异常。

笔记

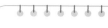

[术前诊断]　①下丘脑错构瘤；②继发性癫痫。

[治疗]　术前分析病史、症状学、脑电图及影像学资料。综合评估考虑下丘脑错构瘤为致痫灶，随后利用立体定向框架于下丘脑错构瘤处植入 SEEG 电极，并行视频脑电监测，根据 SEEG 的放电区域进行射频热凝毁损术。若毁损后癫痫样放电未消失，则进行第 2 次毁损，直至癫痫样放电消失。毁损后复查头部 MRI 示病变消失（图 39-2）。

治疗效果：术后脑电图提示放电消失。

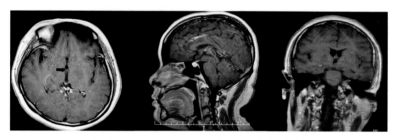

MRI 轴位像黑色箭头所指，下丘脑灰结节区结节

图 39-1　头部 MRI 平扫＋增强

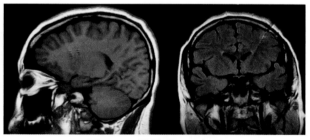

图 39-2　毁损后 MRI 表现

病例分析

病理及临床表现。下丘脑神经元错构瘤（hypothalamic hamartoma，HH）是一种罕见的先天性脑组织发育异常性病变，又称灰结节错构瘤。由分化良好、形态各异、分布不规则的各种

笔记

神经元构成，星形细胞及神经节细胞分布在纤维基质内，血管结构不明显。电镜下可见含有分泌颗粒的髓鞘轴突。免疫组化检查发现错构瘤神经元及轴突内有促性腺激素释放激素（GnRH）、β内啡肽、促皮质激素释放激素和催产素等，说明下丘脑神经元错构瘤具有一定的神经内分泌功能。临床以痴笑发作（gelastic seizure，GS）、性早熟（precocious pubeny，PP）为突出特点，主要于婴幼儿及儿童期发病。

临床分类。下丘脑错构瘤的临床分类有多种，Valdueza 等依据错构瘤与下丘脑的关系分为 I 型和 II 型。Arita 等将下丘脑错构瘤分为下丘脑内型和下丘脑旁型，并认为下丘脑内型错构瘤表现为癫痫；下丘脑旁型错构瘤主要表现为性早熟。罗世祺和李春德等根据文献上 HH 分型并分析接诊过的 214 例 HH 患者的 MRI 表现及手术中观察到的情况，提出比较合乎实际的新分型：I～IV型。I 型及 II 型的 HH 均位于下丘脑的下方、脚间池内，第三脑室底部无明显受压变形，其中 I 型 HH 与下丘脑附着面小；II 型 HH 与下丘脑的附着面宽大，但第三脑室底部变形不明显（无变形或变形＜ 10%）；III 型特点为 HH 骑跨于第三脑室底，第三脑室底部受累变形明显；IV 型则 HH 完全坐落于第三脑室底，位于第三脑室内，最大径多在 1 cm 左右。分析显示 PP 的发病年龄明显小于有癫痫（epilepsy，EP）者；HH 的大小在各型中存在明显差异，即 III 型、II 型＞ I 型＞ IV 型，而 II 型与 III 型之间差异无统计学意义；HH 的大小与 PP 不相关，而与 GS 及 EP 呈正相关；PP、GS、EP 及无症状者在各型中的比例差异均有统计学意义，PP 最常见于 I 型，罕见于 IV 型，而 GS 和 EP 最常见于 III 型，而罕见于 I 型；无症状者多见于 I 型和 II 型，而 III 型及 IV 型罕见。

诊断与鉴别诊断。CT 显示错构瘤呈等密度，为位于垂体柄后方、脚间池、桥脑前池及鞍上池的占位性病变，体积大者可有第三脑室底部变形，注药后无强化。MRI能多方位成像，矢状面和冠状面可最大程度地显示下丘脑错构瘤肿块与周围重要结构的关系，横断面显示肿块位于鞍上池视交叉的后方及双侧视束之间。因此MRI被认为是目前诊断下丘脑错构瘤的首选和最佳影像学检查方法。下丘脑错构瘤应与视交叉视束胶质瘤、鞍区脑膜瘤、低级别下丘脑星形细胞瘤、颅咽管瘤、鞍上生殖细胞瘤相鉴别。

治疗方案包括药物治疗及手术治疗。对于本病所致的单纯性早熟可使用促性腺激素释放激素类似物，但价格较贵，周期长（需要维持治疗至正常青春发育年龄），如条件允许应为首选。但当发生共济失调、发作性癫痫等神经系统症状时则应考虑手术治疗。

🗒 卢明巍主任点评

痴笑发作是HH的特异性临床表现，多在疾病早期阶段出现，随着病情的进展，痴笑发作伴异常脑电图的演变。颅内脑电监测提示多数癫痫起源于HH本身。使用立体定向热凝术治疗相对较小的HH相关癫痫不需要将HH完全毁损，将其肿瘤基底和下丘脑之间的连接处热凝毁损即可取得满意效果。术后可能出现的并发症包括霍纳综合征、食欲旺盛、低钠血症、中枢性高热、短期记忆下降、情绪性面瘫、颅内出血等。SEEG引导的射频热凝毁损术是一种微创手术，对于错构瘤导致的难治性癫痫是一种较理想的治疗方法。错构瘤与周围正常脑组织即使在显微镜下也仍然无法明显区分，因此开颅手术很难做到将肿瘤切除干净。而热凝毁损则可以基本达到完全毁损错构瘤的目的，特别是体积较小的错构瘤，可以单纯通过热凝毁损就解决问题。特别是对于错构瘤引起的癫痫，在错构瘤毁损之后，癫痫通常都可以得到良好地控制。

参考文献

1. FUKUDA M，KAMEYAMA S，WACHI M，et al. Stereotaxy for hypothalamic hamartoma with intractable gelastic seizures：technical case report. Neurosurg，1999，44（6）：1347-1350.

2. DELALANDE O，FOHLEN M. Disconnecting surgical treatment of hypothalamic hamartoma in children and adults with refractory epilepsy and proposal of a new classification. Neuro Med Chir（Tokyo），2003，43（2）：61-68.

3. KAMEYAMA S，SHIROZU H，MASUDA H，et al. MRI—guided stereotactic radiofrequeney thermocoagulation for 100 hypothalamic hamartomas. J Neurosurg，2016，124（5）：1503-1512.

4. SHIMZU H，MASUDA H，ITO Y，et al. Stereotactic radiofrequency thermoeoagulation for giant hypothalamic hamartoma. J Neurosurg，2016，125（4）：812-821.

5. VALDUEZA J M，CRISANTE L，DAMMANN O，et al. Hypothalamic hamrtomas：with special reference to gelastic epilepsy and surgery. Neurosurg，1994，34（6）：949-958.

6. ARITA K，IKAWA F，KURISU K，et al. The relationship between magnetic resonance imaging findings and clinical manifestations of hypothalamic hamartoma. J Neurosurg，1999，91（3）：212-220.

7. 罗世祺，李春德，马振宇，等. 214 例下丘脑错构瘤分型与临床症状. 中华神经外科杂志，2009，25（9）：788-792.

8. 龚会军，白鹏，周厚俊，等. 下丘脑错构瘤的诊断和治疗. 中华神经外科疾病研究杂志，2011；10（6）：567-569.

9. VALENTIN A，LASARO M，MULLATTI N，et al. Cingulate epileptogenesis in hypothalamic hamartoma. Epilepsia，2011，52（5）：e35-e39.

10. MUNARI C，KAHANE P，FRANCIONE S，et al. Role of the hypothalamic hamartoma in the genesis of gelastic fits（a video—stereo—EEG study）. Electmencephalogr Clin Neurophysiol，1995，95（3）：154-160.

11. KUZNIECKY R，GUTHRIEe B，MOUNTZ J，et al. Intrinsic epileptogenesis of hypothalamic hamartomas in gelastie epilepsy. Ann Neurol，1997，42（1）：60-67.

040　三叉神经痛

病历摘要

　　患者，男性，65岁，因"左侧牙龈、舌部疼痛2年余"入院。

　　[现病史]　患者2年前无明显诱因情况下出现左侧牙龈、舌部疼痛，呈持续性、搏动性、针刺样疼痛，阵发性加剧，吃饭、喝水易诱发，曾于我科门诊就诊，予口服卡马西平后仍未见明显好转，后在我院口腔科行射频消融，1年未复发，近1年又出现左侧牙龈、舌部疼痛，呈持续性、搏动性、针刺样疼痛，阵发性加剧，吃饭、喝水易诱发。

　　[既往史]　患者既往身体一般。否认高血压、糖尿病、冠心病、肾病、肝炎、结核及其他疾病病史。否认手术、外伤及输血史。否认药物、食物过敏史。

　　[入院查体]　神志清楚，应答切题，伸舌居中。头部未见畸形，双侧眼睑未见浮肿，眼结膜未见充血，巩膜未见黄染，双侧瞳孔等大等圆，直径约3 mm，对光反射灵敏；四肢活动正常，两侧膝反射正常，Barbinski征及Kernig征均阴性。左侧颜面部皮肤无痛觉过敏。

　　[辅助检查]　脑干听觉诱发电位未见异常（图40-1）。术前面神经水成像见图40-2。头部MRI平扫＋三叉神经水成像提示左侧三叉神经上缘一小血管走行，与神经关系密切。

南昌大学第二附属医院

The 2nd Affiliated Hospital Of Nan Chang University EMG/EP report

姓名： ▓▓▓	检查号： ▓▓▓
性别： 男	住院号： ▓▓▓
年龄： 65岁	报告时间： 2019-01-24 10:19:12
申请科室： 神经外科	检查项目： BAEP

临床诊断： 三叉神经痛　　　　　　　　　　登记号： ▓▓▓

检查部位： 脑干

检查表现：

脑干听觉诱发电位（BAEP）：以115dB（SPL）分别刺激左、右耳，双侧记录波形显示清晰，Ⅰ、Ⅲ、Ⅴ波潜伏期及各峰间潜伏期均正常范围。

印象：脑干听觉诱发电位未见异常。

图 40-1　干听觉诱发电位

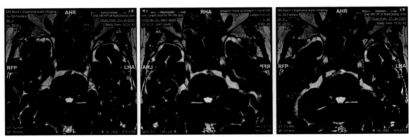

图 40-2　术前面神经水成像

[实验室检查]　血常规、小生化、肝肾功能、凝血四项、输血四项未见异常。

[术前诊断]　三叉神经痛。

[治疗]　患者入院后完善相关检查，小生化、血常规、输血四项、凝血功能、乙肝六项、胸部X线片、心电图均无明显异常，于2019年1月27日在全麻下行脑显微神经减压术，手术过程顺利，术后安返病房。治疗上予以营养神经、护胃、抗癫痫等对症支持治疗，术后患者生命体征一直平稳，于2019年2月1日出院。术后头部CT见图40-3。

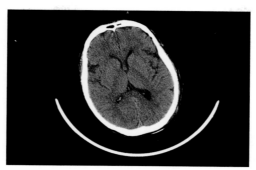

图 40-3　术后头部 CT

🩺 病例分析

　　患者为 65 岁男性，以左侧牙龈、舌部疼痛为主要临床表现，体检无明显异常，实验室检查未见明显异常，MRI ＋ 三叉神经水成像示左侧三叉神经上缘一小血管走行，与神经关系密切。

　　鉴别诊断：①癔症性眼睑痉挛。常见于中年以上女性，痉挛仅限于眼睑，抽动时双侧同步，但不累及颜面下部的面肌，以资鉴别。②面神经麻痹后面肌痉挛。面神经麻痹恢复不完全时可产生面肌抽搐，常伴有瘫痪肌的挛缩或连带运动，自主运动时，抽搐侧面肌不收缩而健侧收缩正常，口角歪向健侧，以资鉴别。③习惯性面部抽动：常见于儿童及青壮年，为短暂的强迫性面肌运动，为双侧性，可为意志暂时控制。肌电图检查出现肌肉收缩与主动运动时所产生的一致。

🩺 沈晓黎教授点评

　　三叉神经痛是一种临床常见的颅神经疾病，其人群患病率为 182/10 万，年发病率为（3 ～ 5）/10 万，多发生于成年及老年人，

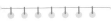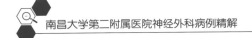

发病年龄为 28 ～ 89 岁，70% ～ 80% 病例发生在 40 岁以上人群，高峰年龄为 48 ～ 59 岁。但是，WHO 最新调查数据显示，三叉神经痛正趋向年轻化，人群患病率不断上升，严重影响了患者的生活质量、工作和社交，也增加了医疗支出。三叉神经痛的治疗，目前主要有药物治疗、射频热凝、半月节球囊压迫、立体定向放射外科治疗和微血管减压手术，除此之外还有许多非主流的治疗方法也在应用。而不同地区医疗技术水平之间的差异，导致许多患者至今不能得到科学有效的治疗。

参考文献

1. MCLAUGHLIN M R, JANNETTA P J, CLYDE B L, et al. Microvascular decompression of cranial nerves: lessons learned after 4400 operations. J Neurosurg, 1999, 90（1）: 1-8.

2. BARKER F G, JANNETTA P J, BISSONETTE D J, et al. Trigeminal numbness and tic relief after microvascular decompression for typical trigeminal neuralgia. Neurosurg, 1997, 40（1）: 39-45.

3. CRUCCU G, BIASIOTTA A, GALEOTTI F, et al. Neurology, 2006, 66（1）: 139-141.

4. CRUCCU G, GRONSETH G, ALKSNE J, et al. AAN-EFNS guidelines on trigeminal neuralgia management. Eur J Neurology, 2008, 15（10）: 1013-1028.

5. LIAO M F, LEE M, HSIEH M J, et al. Evaluation of the pathophysiology of classical trigeminal neuralgia by blink reflex study and current perception threshold testing. J Headache Pain, 2010, 11（3）: 241-246.

6. DE SIMONE R, MARANO E, BRESCIA MORRA V, et al. A clinical comparison of trigeminal neuralgic pain in patients with and without underlying multiple sclerosis. Neurol Sci, 2005（Suppl. 2）: s150-s151.

7. OGUTCEN TOLLER M, UZUN E, INCESU L. Clinical and magnetic resonance imaging evaluation of facial pain. Oral Surg Oral Med Oral Pathol, Oral Radiol Endod, 2004, 97（5）: 652-658.

8. ANQI X, DING L, JIAHE X, et al. MR cisternography in the posterior fossa：The evaluation of trigeminal neurovascular compression. Turkish Neurosurg，2013，23（2）：218-225.

9. VERGANI F, PANARETOS P, PENALOSA A, et al. Preoperative MRI/MRA for microvascular decompression in trigeminal neuralgia：consecutive series of 67 patients. Acta Neurochirurgica，2011，153（12）：2377-2381.

10. GRASSO G, PASSALACQUA M, GIAMBARTINO F, et al. Typical trigeminal neuralgia by an atypical compression：Case report and review of the literature. Turkish Neurosurg，2014，24（1）：82-85.

041 面肌痉挛

病历摘要

患者，女性，49岁，因"左侧面部抽搐1年余"入院。

[现病史] 患者诉1年前余无明显诱因出现左侧面部抽搐，右侧面部正常，休息后可缓解，无头晕头痛，无恶心、呕吐，无视物模糊，无视物旋转。就诊于当地医院，予以服用卡马西平，针灸等治疗（具体不详），自觉效果不佳。后在我院门诊三叉神经行水成像检查：左侧面神经根部小血管压迫；双侧面听神经根部小血管毗邻。

[既往史] 患者既往身体一般。否认高血压、糖尿病、冠心病、肾病、肝炎、结核及其他疾病病史。否认手术、外伤及输血史。否认药物、食物过敏史。

[入院查体] 神志清楚，自动睁眼，对答正确，查体合作，GCS评分15分。双侧瞳孔等大等圆，直径3.0 mm，对光反射灵敏；眼球活动良好，左侧眼角颜面部抽搐，左侧鼻唇沟变浅，左侧口角歪斜。颈软，Kernig征阴性，脊柱四肢未见畸形，无压痛，活动正常，各关节未见红肿。双下肢未见浮肿，四肢浅感觉正常。四肢肌力Ⅴ级，肌张力正常。生理反射存在，病理反射未引出。

[辅助检查] 常规心电图：①窦性心律；②房性期前收缩；③左心室高电压（请结合临床）；④ST段改变。术前三叉神经水成像提示面神经受小血管压迫（图41-1）。

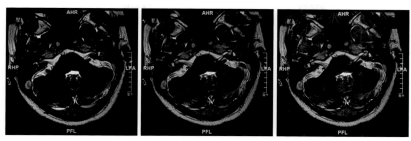

图 41-1 术前三叉神经水成像

[实验室检查] 血常规、小生化、肝肾功能、凝血四项、输血四项未见异常。

[术前诊断] 面肌痉挛。

[治疗] 患者入院后完善相关术前检查，于 2018 年 8 月 22 日在手术室全麻下行脑显微神经减压术，手术过程顺利。术后予以营养神经、护胃等对症支持治疗。术后第 1 天查房，患者及家属诉左侧面部已无抽搐，出院嘱患者神经外科及心内科定期随诊，后于 2018 年 12 月 21 日在我院门诊复查体检，未见面部抽搐及明显不适。

病例分析

患者为 49 岁女性，左侧面部抽搐为主要临床表现，既往服用卡马西平，接受针灸等治疗（具体不详），自觉效果不佳。查体时发现患者左侧面部抽搐在刷牙、说话等易发作，数分钟后能缓解。

鉴别诊断。①面神经麻痹后的面肌抽搐：面神经损伤或面神经炎引起的面神经麻痹，恢复不完全时可产生面肌抽搐。这种抽搐常伴有瘫痪肌的挛缩或连带运动（如张口时眼睛不自主闭合），在做自主运动如露齿时，抽搐侧的面肌并不收缩，而健侧面肌收

233

缩正常，口角歪向健侧。②继发性面肌痉挛：桥小脑角肿瘤、颅内炎症、延髓空洞症、运动神经元性疾病、头部损伤以及面神经瘫痪后等引起的面肌痉挛，多伴有其他颅神经损伤的表现。③癔症性（功能性）眼睑痉挛：常见于中老年女性，多系双侧性，仅仅局限于眼睑的痉挛，抽动时双侧同步，而颜面下部的面肌则并不累及。④习惯性面部抽动：常见于儿童及青壮年，为短暂的强迫性面肌运动，为双侧性，可为意志暂时控制。肌电图检查出现的肌收缩与主动运动时所产生的一样。⑤舞蹈病及手足徐动症：表现为双侧面肌的不自主抽动，伴有四肢、躯干类似的不自主运动。

面肌痉挛（hemifacial spasm，HFS），又称面肌抽搐，表现为一侧面部不自主抽搐。抽搐呈阵发性且不规则，程度不等，可因疲倦、精神紧张及自主运动等加重。起病多从眼轮匝肌开始，然后涉及整个面部。本病多在中年后发生，常见于女性。由于面肌痉挛的初期症状为眼睑跳动，一般不会引起人们的重视，经过一段时间会发展成为面肌痉挛，连动到嘴角，严重的可连带颈部。面肌痉挛可以分为两种，一种是原发性面肌痉挛，一种是继发性面肌痉挛，即面瘫后遗症产生的面肌痉挛。两种类型可以从症状上区分出来。原发型的面肌痉挛，在静止状态下也可发生，痉挛数分钟后缓解，不受控制；面瘫后遗症产生的面肌痉挛，只在做眨眼、抬眉等动作产生。

面肌痉挛临床常表现为一侧颜面部阵发性、不自主的肌肉痉挛，抽搐多从眼周开始，逐渐向下扩大，波及口周和面部表情肌，严重者可累及同侧的颈部，情绪紧张可使症状加重。病因：目前已确认大多数特发性HFS的病因是CPA面神经根受责任血管压迫而发生脱髓鞘病变、传入与传出神经纤维之间冲动发生短路，也有以 Ishikawa 为代表的一些学者通过对面神经根显微血管减压术（microvascular decompression，MVD）治疗 HFS 围手术期面肌电生理学进行研究，认为血管压迫造成面神经运动核兴奋性异常增高也是一个病因。

沈晓黎教授点评

　　面肌痉挛影响患者容貌，给日常生活、工作造成不便。国外流行病学调查显示，其发病率为 11/100 万，女性多于男性，左侧更多见。临床上多根据患者病史、发作时的典型表现来诊断，继发性面肌痉挛在影像学检查发现原发病后也多可确诊。治疗包括肉毒毒素疗法、面神经周围支药物注射疗法、经乳突孔面神经主干药物注射疗法以及 MVD。由于 MVD 能完全保留血管、神经功能，是治疗面肌痉挛最有效、最常用的方法，也是首选方法。几乎所有的特发性面肌痉挛都起因于 CPA 面神经根受到责任血管压迫，因此 100% 治愈率是每位施行 MVD 手术来治疗该类患者的医生永恒追求的目标。MVD 治疗 HFS 的治愈率为 70.0% ～ 94.7%，总有效率为 87.5% ～ 99.3%，术后并发症有听力障碍、面瘫、低颅压等，其中听力障碍是 MVD 术后最常见的并发症，在手术过程中脑干听觉诱发电位检测尤为重要，术中一旦发现诱发电位有变化应立刻停止操作，应当引起医生们的重视。

参考文献

1. 齐洪武，王政刚. 面肌痉挛的研究进展. 中国微创外科杂志，2008，8（12）：1144-1146.

2. 中国医师协会神经外科医师分会功能神经外科专家委员会，北京中华医学会神经

笔记

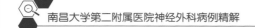

外科学分会，中国显微血管减压术治疗脑神经疾患协作组 . 中国显微血管减压术治疗面肌痉挛专家共识（2014）. 中华神经外科杂志，2014，30（9）：949-952.

3. 洪文瑶，李火平，吴政海，等 . 面肌痉挛的发生机制及手术治疗研究进展 . 中华神经外科疾病研究杂志，2010，9（3）：278-279.

4. 上海交通大学颅神经疾病诊治中心 . 面肌痉挛诊疗中国专家共识 . 中国微侵袭神经外科杂志，2014（11）：528.

笔记

042　视神经减压术治疗外伤性视神经损伤

病历摘要

患者，女性，60 岁，因"车祸伤致头部及全身多处受伤 7 天"入院。

[现病史]　车祸当时昏迷呕吐，呕吐物为胃内容物，由"120"就近送至当地医院，行头部 CT 示左侧额颞顶枕部硬膜下血肿，左侧额顶叶挫伤灶，蛛网膜下腔出血；右眼眶壁骨折，鼻旁窦积液，右侧额部皮下血肿、积气。肝周部局部少许积气。右耻骨上支、耻骨联合骨折。当地医院行对症支持治疗（具体治疗不详），于 2018 年 11 月 3 日患者发现右眼无光感，遂于 2018 年 11 月 5 日转入我院治疗。

[入院查体]　神志嗜睡，呼唤睁眼，对答有时不切题。GCS 评分 14 分（E3V5M6），双侧瞳孔不等大，左 3 mm，右 4 mm，对光反射迟钝。右眼无光感，左眼视力 0.6。左侧肢体肌力 Ⅲ 级，右侧肢体肌力 Ⅳ 级，肌张力正常，双下肢无水肿。双侧膝腱反射对称引出，双侧 Babinski 征阴性，脑膜刺激征阴性。

[实验室检查]　血常规、肝肾功能、电解质、凝血四项、血脂大致正常。

[影像学检查]　我院眼眶 CT 平扫＋骨三维成像：蝶骨、右侧额骨、右侧筛骨纸板及右侧鼻骨多发骨折并鼻旁窦积液、积血。双侧眼球未见挫伤及出血 CT 征象，建议随诊。鼻腔息肉。左侧颞枕叶脑挫裂伤。具体见 42-1、图 42-2。

笔记

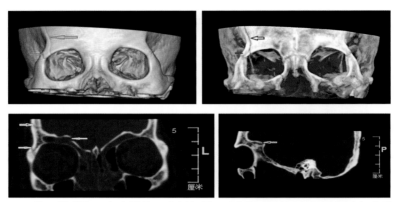

图 42-1　骨三维成像示患者蝶骨、右侧额骨、右侧筛骨纸板及右侧鼻骨多发骨质不连续，见透亮骨折线影

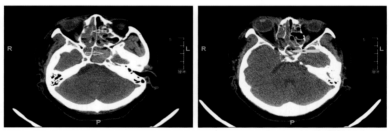

图 42-2　眼眶 CT 平扫示患者筛窦、蝶窦内可见积液、积血，双侧鼻腔见稍高密度影，两侧眼球形态、大小正常，球内结构层次清楚，未见明显异常密度影，球后脂肪间隙清晰，两侧视神经、眼外肌未见增粗，密度均匀，周围脂肪间隙清晰

[术前诊断]　①创伤性硬膜外血肿；②视神经损伤；③蛛网膜下腔出血；④右眼眶壁骨折。

[治疗]　入院后急诊在全麻下行视神经减压术，术中所见：上颌窦开口、眶外侧壁，清除眶外侧壁、视神经管、鞍结节黏膜等，眶外侧壁及视神经管见骨折线，磨薄视神经管、眶外侧壁骨折，剥离薄骨片，切开视神经硬膜、视环，见有少许脑脊液渗出，术区止血，用甲强龙湿敷视神经，人工硬膜修补硬膜切口。术后第 1 天，患者右眼有光感，左眼视力 0.6。术后第 2 天，右眼有光感，可视距离 1 m，左眼视力 0.6。术后予以糖皮质激素、补液、护胃、

笔记

营养神经、预防癫痫、促醒等对症支持治疗。随访：术后 3 个月测得右眼视力 0.2，左眼视力 0.6。

🗒 病例分析

头部部骨折病因及机制。常因公路交通事故伤、跌落伤和攻击性伤害导致，分为锐性穿刺伤和钝击伤。头部和面颅骨性钝击伤常伴有 Lefort Ⅰ 型至 Ⅳ 型骨折，其中约 5% 合并视神经损伤，特别是 Lefort Ⅲ 型和 Lefort Ⅳ 型骨折，导致颧弓复合体骨折，鼻骨、额骨、上颌骨额突和眶周的骨折，经常涉及面颅和头部骨性分离和缺损伤。眶内、外侧壁骨折碎片压迫视神经致视力受损，眼动、静脉外伤性栓塞，视神经轴索广泛性撕脱伤等原因，都是导致头部外伤视神经损伤和视力丧失的重要原因。鼻内镜下视神经减压术较其他经颅面骨开放性视神经减压术更为微创，有更好的美观和保留鼻腔功能的作用，但其有效性仍广泛存在争议。

诊断及鉴别诊断。结合患者病史及眼眶部 CT 及头部 CTA 检查即可诊断。外伤后治疗前评估视力、脑外伤程度（意识评分），高分辨 CT 评估头部和面颅骨外伤，CTA 评估有无颈内动脉损伤和颅内血管假性动脉瘤，行全身检查排除和治疗多发复合伤。

治疗方法。①保守治疗：方法为内科保守治疗激素冲击治疗和营养神经治疗，并根据头部病情和全身状况选择应用抗凝治疗和扩血管治疗。②手术治疗：采用鼻内镜下经筛蝶窦入路，全麻气管插管静脉复合麻醉，控制性降血压，鼻内镜下常规中鼻道用肾上腺素棉片局部收敛鼻腔，先切除钩突，正常开放筛泡及后组筛窦和蝶窦贯通，将中鼻甲后端部分切除以利于暴露术野，定位

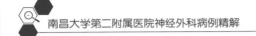
和暴露蝶窦自然开口后予以扩大，进入蝶窦，观察蝶窦外侧壁骨壁完整性或视神经隆起的情况，用电钻仔细磨薄视神经管内侧壁超过 1/2 管径，暴露视神经管全长至颅口和眶口，小心用剥离子将内侧壁骨质去除。如有视神经水肿或鞘膜下积血则行视神经鞘膜切开，用小钩刀小心切开鞘膜并切开总腱环。术后术腔填塞明胶海绵及油纱条或高膨胀止血海绵。

专家点评

头部部骨折合并有不同程度 Lefort Ⅲ～Ⅳ 型骨折，部分病例合并有面颅分离，外伤可对眶尖造成冲击伤，视神经有暴力剪切力和冲击伤，严重者有视神经骨管段骨质断裂，挤压视神经和颈内动脉，造成面颅分离的移位力量始终存在，其剪切力的消除依赖单纯视神经减压是不可取的，需行眶骨和上颌骨的骨折复位内固定。对于面颅分离，必要时需要行转移皮瓣修复缺损。进行以上手术不单纯能恢复改善视力，而对于术后患者面容、咀嚼功能、张口程度均有不同程度的改善。

筛蝶径路视神经、颈内动脉及其隐窝的辨认和保护术前的视神经三维重建检查，有助于手术前准备和鼻内镜下手术径路的选择及对手术难易度的判断，盲目的打孔式暴露可能造成非常严重的并发症。视神经冠状位 CT 检查可显示视神经管各壁厚度及视神经和蝶窦外侧壁骨质的关系。视神经骨管的厚度对手术起到一定作用，如果视神经骨管部分凸入蝶窦腔内，可以大大降低手术难度和风险。通过水平位 CT 检查可以初步测算视神经眶口和颅口之间距离，即初步估算术中需要减压的距离；同时可显示中鼻甲根部上缘、颈内动脉与视神经管的距离。在蝶窦和后组筛窦发育较好时，视神经和视神经隆突、视神经颈内动脉隐窝、颈内动脉容易辨认。在蝶窦和窦发育欠佳时，尤其是甲介型蝶窦时，视神经暴露常较为困难。此时，需要自前向后逐步推进，切除筛窦后暴露眶纸板后部分，切除眶纸板后部分骨质，显露眶尖视神经处。为了保护视神经，在视神经减压手术过程中还需做到以下几点：切除视神经管壁周径的 1/2；开放视神经骨管全长，范围 5.5～11.5 mm；全程纵行切开视神经鞘膜和眶口端增厚的环形腱。

参考文献

1. ZHEN H H，LAN Z B，XIONG A，et al. Endoscopic decompression of the optic canal for traumatic optic neuropathy. Chin J Traumatol，2016，19（6）：330-332.

2. GULER T M，YIMAZLAR S，OZGUN G. Anatomical aspects of optic nerve decompression in transcranial and transsphenoidal approach. J Craniomaxillofac Surg，2019，47（4）：561-569.

3. 李启利，张学兴，孙淑君 . 鼻内镜下经蝶筛窦径路行视神经减压术治疗外伤性视神经损伤的疗效 . 安徽医学，2018，39（8）：998-1000.

4. 凡启军，倪丽艳，刘学军，等 . 外伤性视神经病变合并颈内动脉损伤的诊断与治疗 . 中华耳鼻咽喉头颈外科杂志，2017，52（3）：215-219.

5. STUNKELl L，VAN STAVERN G P. Steroid treatment of optic neuropathies. Asia Pac J Ophthalmol（Phila），2018，7（4）：218-228.

6. 王巧苏，周明辉，路剑英 . 外伤性视神经病变鼻内镜下视神经减压术的效果 . 中华眼外伤职业眼病杂志，2018，40（3）：195-198.

7. GUPTA D，GADODIA M. Transnasal endoscopic optic nerve decompression in post traumatic optic neuropathy. Indian J Otolaryngol Head Neck Surg，2018，70（1）：49-52.

8. 苏小妹，邱前辉，詹建东，等 . 鼻内镜下视神经减压术治疗外伤性视神经损伤临床观察 . 中国耳鼻咽喉颅底外科杂志，2017，23（4）：323-327.

9. YAN W，CHEN Y，QIAN Z，et al. Incidence of optic canal fracture in the traumatic optic neuropathy and its effect on the visual outcome. Br J Ophthalmol，2017，101（3）：261-267.

第五章
神经重症和创伤

043 脑干异物贯穿伤

📋 病历摘要

患者，男性，53岁，因"外伤致神志不清1天余"入院。

[现病史] 患者家属代诉患者于1天余前不慎被异物插进颅内，立即倒地，神志不清，9点送至当地医院就诊，行CT检查提示"颅内异物，伤及眼眶、脑干"，行经口气管插管术，考虑病情危重，遂转我院急诊进一步治疗。急诊科经呼吸机辅助呼吸支持治疗后，请我科医师会诊，拟以"颅内异物，伤及眼眶、脑干"收住入院，患者自发病以来神志不清，大便未解，小便留置导尿。

[既往史]　患者既往身体一般。否认高血压、糖尿病、冠心病、肾病、肝炎、结核及其他疾病病史。否认手术、外伤及输血史。

[婚育史]　已婚，适龄结婚，配偶体健，夫妻关系和睦。子女均体健。

[家族史]　否认家族及遗传病史。

[入院查体]　神志昏迷，不能应答，GCS 评分 3 分；双侧瞳孔不等大，左侧约 1.5 mm，右侧约 3.5 mm。对光反射迟钝，角膜反射未引出；右侧眶上可见长约 1 cm 皮肤挫伤口，无明显活动性出血，生理反射存在，病理反射未引出，脑膜刺激征阴性。

[实验室检查]　2017 年 12 月 8 日血常规（五分类法）：白细胞计数 $12.17 \times 10^9/L$，中性粒细胞百分比 91.3%，淋巴细胞百分比 4.2%。血浆 D- 二聚体测定：D- 二聚体 18.6 μg/mL。B 型脑钠肽检测：B 型脑钠肽 179.07 pg/mL。降钙素原检测（荧光定量法）：降钙素原 8.39 ng/mL，肾功能、电解质未见明显异常。凝血功能等未见明显异常。

[辅助检查]　2017 年 12 月 7 日在我院行头部 CT 检查示右侧眶内及颅内异物，脑干损伤出血，蛛网膜下腔出血，右侧额颞部少许硬膜下积液。右侧上直肌损伤，右侧视神经受压。头部 CTA 未见明显异常。2017 年 12 月 7 日检查结果见图 43-1。

[术前诊断]　①颅内异物；②脑干挫伤；③创伤性蛛网膜下腔出血；④眼眶挫伤；⑤视神经损伤。

[治疗]　患者入院后完善相关检查，于 2017 年 12 月 8 日凌晨急诊在手术室局部麻醉下行脑内异物取出术，因患者病情危重，术后转入综合 ICU 进一步监护治疗。术后给予患者利奈唑胺、美罗培南抗感染，雾化、降低颅内压、抑酸、护脑、营养神经等对

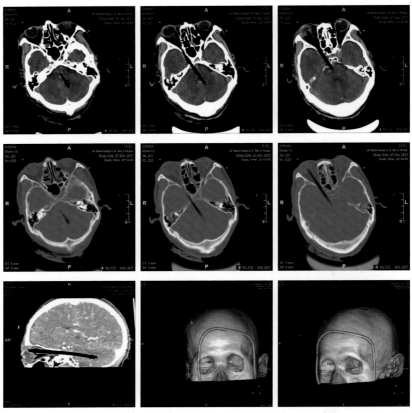

图 43-1　2017 年 12 月 7 日检查

症处理。2017 年 12 月 17 日 CT 示两肺感染，与前对比肺内感染有所吸收。心包少量积液。脑干及小脑血肿吸收期改变，破入脑室系统，与前对比蛛网膜下腔出血基本吸收，脑室引流术后改变；右侧眼眶内血肿。患者痰液细菌培养提示多重耐药菌，予以床旁隔离，予以拔除患者脑室引流管，置入 ommaya 囊，抗生素更换为头孢哌酮钠舒巴坦钠。2017 年 12 月 21 日拔除 ommaya 囊。2017 年 12 月 23 日呼吸内科会诊后更换抗生素为阿米卡星＋替加环素。2017 年 12 月 22 日 CT 示右眼眶异物穿通颅内术后改变，右眼眶内肌锥上方低密度灶，考虑为慢性血肿可能性大，左眼上

笔记

静脉增粗、左侧海绵窦早显，考虑为颈内动脉海绵窦瘘。脑桥及左侧桥臂低密度影，考虑为挫裂伤伴出血吸收后改变可能性大；脑室少量积血引流术后改变（图43-2）。两肺炎症。鼻咽部软组织增厚，考虑为炎症可能性大；双侧中耳乳突炎。现患者精神状态较前好转，与患者家属交代病情后，家属要求出院，嘱患者家属继续治疗，建议行高压氧治疗。

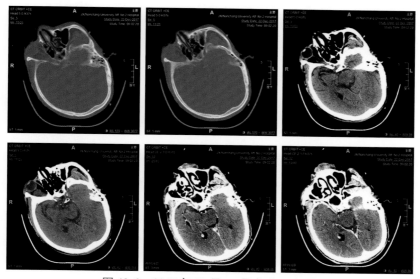

图43-2　2017年12月22日术后CT扫描

出院情况：患者昏睡状态，各项生命体征稳定，鼻饲流质饮食，颈部气管切口，痰量一般，左眼可见无意识睁眼，右眼无法闭合，疼痛刺激有反应，无恶心、呕吐。查体：昏睡状态，时有吩咐动作，右侧眶上可见长约1 cm皮肤挫伤口，无明显活动性出血，右眼无法闭合，球结膜水肿，双瞳孔不等大，左侧瞳孔对光反射迟钝，右侧瞳孔无对光反射；双肺呼吸音清，未闻及明显干、湿性啰音；腹部平软，肠鸣音弱，四肢未见水肿，肌张力稍高，肌力无法检查，双侧Babinski征阳性。

245

病例分析

　　患者为中年男性，有外伤史。查体：神志昏迷，不能应答，GCS 评分 3 分；双侧瞳孔不等大，左侧约 1.5 mm，右侧约 3.5 mm。对光反射迟钝，角膜反射未引出；右侧眶上可见长约 1 cm 皮肤挫伤口，无明显活动性出血，生理反射存在，病理反射未引出，脑膜刺激征阴性。头部 CT 提示右侧眶内及颅内异物，脑干损伤出血，蛛网膜下腔出血，右侧额颞部少许硬膜下积液。右侧上直肌损伤，右侧视神经受压。头部 CTA 未见明显异常。

　　脑干包括延髓、脑桥及中脑。延髓尾端在枕骨大孔处与脊髓接续，中脑头端与间脑相接。延髓和脑桥恰位于颅底的斜坡上。脑干承上启下的关键位置及内在的各中继核团的重要功能，决定了该处患病尤其是突发性疾病如外伤、出血，会导致快速出现严重后果，并且由于解剖结构的复杂性，也使治疗方法受到严格限制。同时脑干位于头部中央，主要支配呼吸、循环、觉醒等基本生命功能，曾被视为手术禁区。脑干病变的手术治疗难度高、风险大、预后差，一直是神经外科诊疗的重点和难点。

　　颅内贯穿伤可造成潜在的致命伤害。可能需要神经外科干预来处理颅内血肿、脓肿和清除异物。推迟治疗可能造成严重后果。如果怀疑有木制异物，应使用 MRI 作为辅助检查。主要是评估损伤程度，以便能够制定合理的治疗方案。有病例报道，看似轻微的眼睑损伤可能涉及颅内组织损伤，但仍无明显症状。CT 示木质异物可表现为透明物，密度与空气或脂肪几乎相同，与眼眶脂肪组织难以区分。若怀疑是木质异物穿透性眼眶损伤合并颅内贯穿伤，需结合 CT 和 MRI 来评估损伤程度，普通 X 线检查评估价值有限。

手术入路的选择也是手术成功的关键之一，在对患者行显微手术时，应该根据病情情况选择不同的手术入路，进行手术入路的选择时，应该遵循以下几个原则：①手术的路径达到最短；②对患者的正常脑组织造成的损伤最小；③有利于脑干以及其他部位微小血肿的清除；④有利于脑积水以及颅内高压的解除；⑤其他部位的神经损伤程度最小。根据以上原则选择最适合的手术入路。

此外，在对患者的治疗中还应该注意以下几点：①脱水治疗。患者发生脑出血后，极易发生脑水肿，若水肿持续不消退，则有可能压迫脑神经，造成较为严重的后果，因此脑出血患者水肿的消除也至关重要。同时使用甘露醇与大量白蛋白，能够很好地消除患者脑部的水肿情况，有利于患者的预后。②营养支持。脑出血患者由于长期的昏迷，导致不能进食，极易出现营养不良的状况而引发器官衰竭，因此对于此类患者的营养支持也不容忽视。可采取鼻胃管的方式实施肠内营养支持，辅以静脉注射人体必需电解质、氨基酸、葡萄糖等营养物质。③预防并发症。患者由于长期的卧床，可能会出现肢体僵硬、肺部感染以及压疮等常见并发症，因此在手术完成后，要尽可能针对以上情况做好相应的应对措施，将并发症发生率降到最低。

脑干损伤的患者需根据疾病、患者、术者的实际情况，个体化制定治疗方案。病变具有个体差异，即异质性，包括时空异质性、解剖异质性、功能异质性等，在脑干损伤的临床诊疗中，应对手术适应证的把握、手术时机的选择、手术入路的设计、手术操作、辅助技术的应用、术者擅长术式、患者特殊要求等因素进行综合考虑，制定个体化诊疗方案，并在多学科诊疗模式

247

下应用多种技术实施个体化治疗，收效显著。

专家点评

脑干异物贯穿伤在临床上极为罕见，其致残率和死亡率极高。本病例详细介绍了脑干异物贯穿伤的救治过程和围手术期治疗经验，为临床上类似病例的救治工作提供了良好的经验借鉴。

参考文献

1. DINAKARAN S，NOBLE P J. Silent orbitocranial penetration by a pencil. J Accid Emerg Med，1998，15（4）：274-275.

2. SPECHT C S，VARGA J H，JALALI M M，et al. Orbitocranial wooden foreign body diagnosed by magnetic resonance imaging. Dry wood can be isodense with air and orbital fat by computed tomography. Surv Ophthalmol，1992，36（5）：341-344.

3. 周毅，敖祥生，黄星，等 . 显微外科治疗重型脑干出血 . 中国临床神经外科杂志，2010，15（12）：721-722.

4. 黄焜云，唐伟泰，莫浩伟 . 高血压脑干出血显微手术的临床研究 . 中国医药科学，2016，6（4）：130-132.

5. 罗国全 . 神经外科危重头部外伤临床治疗分析 . 中外医疗，2013，32（34）：60-62.

6. 单明，程宏伟，高鹏，等 . 脑干病变的显微手术治疗 . 中国微侵袭神经外科杂志，2018，23（10）：445-448.

044　双侧额叶脑挫伤

📋 病历摘要

患者，男性，56岁，因"车祸外伤致头晕、头痛伴呕吐8小时"入院。

[现病史]　患者入院前8小时被汽车撞伤，头后枕部着地，当即昏迷，约5分钟后渐清醒，感头晕、头痛，并伴有呕吐，当地医院CT检查：①脑挫伤伴出血；②脑干损伤；③蛛网膜下腔出血；④颧骨骨折；⑤肋骨骨折。对症处理后意识障碍加剧，为求进一步诊治，入我院急诊就诊，收入我科住院治疗。

[既往史]　既往体健。

[入院查体]　昏迷，刺痛睁眼，无发音，刺痛定位，GCS评分8分（E2V1M5）。双侧瞳孔等大等圆，直径3.0 mm，对光反射迟钝；眼球活动良好。颈软，Kernig征阴性，生理反射存在，病理反射未引出。因患者神志不清，肢体肌力、肌张力、浅深感觉未配合检查。

[实验室检查]　血常规：白细胞计数11.76×10^9/L，中性粒细胞百分比88.9%，血红蛋白132 g/L。血生化：白蛋白35.66 g/L，空腹血糖10.35 mmol/L，糖化血红蛋白6.5%，Na^+ 139.33 mmol/L，K^+ 3.90 mmol/L。

[辅助检查]　头部CT平扫（图44-1）示双侧额叶挫裂伤出血，右侧额部、左侧颞部硬膜下少许积血；蛛网膜下腔少许出血；右侧额顶骨骨折并帽状腱膜下血肿，右侧颧弓骨折并颜面部挫伤；

左眼睑点状致密影，请结合临床排除异物。头部 CTA 未见异常。胸部 CT 平扫示右侧第 4 肋骨折，右侧挫伤、胸腔积气；两肺下叶胸膜下少许渗出实变；左肺尖少许炎性增生灶；右侧锁骨远端骨折。腹腔脏器目前未见明确挫伤出血征象。

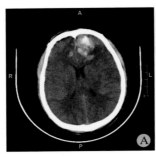 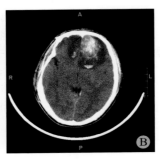

A：术前第 2 天头部 CT 片　　　B：术前第 1 天头部 CT 片

图 44-1　术前头部 CT 片

[术前诊断]　①脑挫裂伤伴出血；②创伤性蛛网膜下腔出血；③颅骨骨折；④颧骨骨折；⑤锁骨骨折；⑥腰椎骨折；⑦肋骨骨折；⑧肺部感染。

[治疗]　入院后完善相关术前检查，急诊在全麻下行脑内血肿清除术＋脑池造瘘术＋颅骨成形术，术中放置颅内压监测器，术后给予止血、护胃、醒脑、降低颅内压、颅内压监测、换药等对症支持治疗及处理。手术过程见图 44-2。治疗转归（图 44-3）：术后第 1 天，患者昏迷，刺痛睁眼，无发音，刺痛屈曲，GCS 评分 6 分，颅内压平均值 8 mmHg，24 小时脑池引流量 180 mL。术后第 3 天，患者神志昏迷，刺痛睁眼，无发音，刺痛定位，GCS 评分 8 分，颅内压平均值 11 mmHg，24 小时脑池引流量 320 mL。术后第 5 天，患者嗜睡，呼唤睁眼，无发音，按吩咐动作，GCS 评分 10 分，颅内压平均值 12 mmHg，24 小时脑池引流量 120 mL。术后第 1 周，患者嗜睡，呼唤睁眼，无发音，按吩咐动作，GCS 评分 10 分，颅内压平均值 11 mmHg，24 小时脑池引流量 180 mL。术后第 2 周，

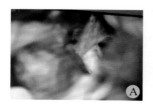

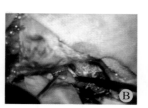

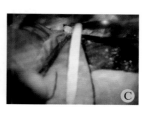

A：常规额颞开颅暴露蝶骨嵴直到眶脑膜膜带，咬骨钳咬除蝶骨嵴或以电钻磨去蝶骨嵴，打开硬脑膜抬起额底识别并打开视交叉池（第一间隙），颈内动脉池，颈动脉池外侧壁

B：通过视神经—颈内动脉池（第二间隙）或颈动脉外侧与动眼神经之间（第三间隙）找到 Liliequist 膜；打开 Liliequist 膜，充分暴露桥前池

C：给予桥前池置引流管，术后持续引流 7 天

图 44-2　术中所见

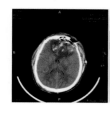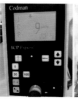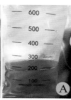

A：术后第 1 天

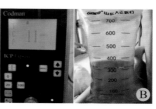

B：术后第 3 天

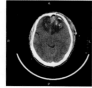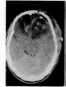

C：术后第 5 天

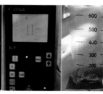

D：术后第 1 周

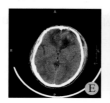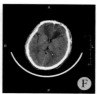

E：术后第 2 周　　F：术后第 3 周

图 44-3　术后头部 CT 结果、颅内压或引流情况

患者神志淡漠，自动睁眼，无发音，按吩咐动作，GCS 评分 11 分。术后第 3 周，患者神志淡漠，自动睁眼，无发音，按吩咐动作，转康复科继续康复治疗。出院时情况：患者精神状态可，体温正常，无恶心、呕吐，饮食可，留置导尿、大便失禁。查体：神志淡漠，自动睁眼，无发音，按吩咐动作，GCS 评分 11 分。双侧瞳孔等大等圆，直径 3.0 mm，对光反射灵敏；双上肢肌力Ⅳ级，双下肢肌力Ⅲ级，四肢肌张力正常。生理反射存在，病理反射未引出。

病例分析

1. **额叶脑挫裂伤**

（1）概述。脑挫裂伤为脑挫伤和脑裂伤的统称，是指头部外伤所致的脑组织器质性损伤。常发生于暴力打击的部位和对冲部位，是最常见的头部损伤之一。双额叶脑挫伤是临床上较为特殊的脑挫伤，是闭合性头部损伤的一种严重情况，当头部在外力作用下突然停止运动，由于惯性作用额部脑组织撞击前颅窝底，前颅窝底粗糙不平，从而造成额叶底部及额极挫裂伤，该病早期发病症状较轻，患者神志清醒、生命体征平稳，随着时间的推移，患者脑水肿的情况加重，双额叶的后部属于视丘下部和脑干等重要脑组织区域，因此在颅内压升高后会更容易产生脑位移，进而导致继发性脑干受损，产生突发性的中央型脑疝，继而出现意识障碍、烦躁，甚至心跳、呼吸骤停等危重临床表现。

（2）病理生理机制。脑挫裂伤的病理改变，以对冲性脑挫裂伤为例，轻者可见额颞叶脑表面淤血、水肿，软膜下有点片状出血灶，蛛网膜或软膜常有裂口，脑脊液呈血性。严重时脑皮质及其下的白质挫碎、破裂，局部出血、水肿、甚至形成血肿，受损皮质血管栓塞，脑组织糜烂、坏死，挫裂区周围有点片状出血灶及软化灶，呈楔形伸入脑白质。4～5天后坏死的组织开始液化，血液分解，周围组织可见铁锈样含铁血黄素染色，糜烂组织中混有黑色凝血碎块。甚至伤后1～3周时，局部坏死、液化的区域逐渐吸收囊变，周围有胶质细胞增生修复，附近脑组织萎缩，蛛网膜增厚并与硬脑膜及脑组织发生粘连，最后形成脑膜脑瘢痕块。脑挫裂伤早期显微镜下可见神经元胞浆空泡形成、尼氏体消失、核固缩、碎裂、溶解，神经轴突肿大、断裂，脑皮质分层结构消失，灰白质分界不清，胶质细胞肿胀，毛细血管充血，细胞外间隙水肿明显。此后数日至数周，挫裂伤组织渐液化并进入修复阶段，病变损坏区出现格子细胞吞噬解离的屑及髓鞘，并有胶质细胞增生肥大及纤维细胞长入，局部神经细胞消失，终为胶质瘢痕所取代。

（3）临床表现及特点。双额叶脑挫裂伤的临床表现因致伤因素和损伤的严重程度不同而各异，悬殊甚大，轻者可没有原发性意识障碍，而重者可致深度昏迷，严重废损，甚至死亡。①意识障碍：是脑挫裂伤最突出的临床表现之一，患者伤后多立即昏迷，由于伤情不同，昏迷时间为数分钟至数小时、数日、数月乃至迁延性昏迷不等。②功能缺失：依损伤程度的不同其功能损失相差较大，额、颞叶前端等所谓"哑区"损伤可无神经系统缺损的表现；若是脑皮质功能区受损时，可出现相应的瘫痪、失语、视野缺损、感觉障碍以及局灶性癫痫等症状，双侧额叶脑挫裂伤严重者还可引起情感淡漠，记忆力丧失，大小便失禁。脑挫裂伤早期没有神经系统阳性体征者，若在观察过程中出现新的定位征时，即应考虑到颅内发生继发性损伤的可能，及时进行检查。③头痛、呕吐：头痛症状只有在患者清醒之后才能陈述，如果伤后持续剧烈头痛、

笔记

频繁呕吐，或一度好转后又复加重，应究其原因，必要时可行辅助检查，以明确颅内有无血肿。对昏迷的患者，应注意呕吐时可能吸入呕吐物引起窒息的危险。④生命体征：多有明显改变，一般早期都有血压下降、脉搏细弱及呼吸浅快，这是因为伤后脑功能抑制所致，常于伤后不久逐渐恢复，如果持续低血压，应注意有无复合损伤。反之，若生命体征短期内自行恢复且血压继续升高，脉压差加大、脉搏洪大有力、脉率变缓、呼吸亦加深变慢，则应警惕颅内血肿及（或）脑水肿、肿胀。脑挫裂伤患者体温亦可轻度升高，一般约 38 ℃，若持续高热则多伴有丘脑下部损伤。⑤脑膜激惹：脑挫裂伤后由于蛛网膜下腔出血，患者常有脑膜激惹征象，表现为闭目畏光，卷屈而卧，早期的低烧和恶心、呕吐亦与此有关。

（4）治疗措施。脑挫裂伤的治疗当以非手术治疗为主，应尽量减少脑损伤后的一系列病理生理反应，严密观察颅内有无继发血肿，维持机体内外环境的生理平衡及预防各种并发症的发生。除非颅内有继发性血肿或有难以遏制的颅内高压手术外，一般不需外科处理。额叶挫裂伤散在、额叶血肿（水肿）超过双侧蝶骨嵴连线是双侧额叶脑挫裂伤进展恶化的两个重要危险因素。

1）非手术治疗。双侧额叶脑挫裂伤发生之际，也就是继发性脑损伤开始之时，两者密切相连、互为因果，所以尽早进行合理的治疗，是降低伤残率及死亡率的关键。非手术治疗的目的，首先是防止脑伤后一系列病理生理变化加重脑损伤，其次是提供一个良好的内环境，使部分受损脑细胞恢复功能。因此，正确的处理应是既着眼于颅内、又顾及全身。①一般处理：对轻型和部分创伤反应较小的中型脑挫裂伤患者，主要是对症治疗、防治脑水肿，密切观察病情，及时进行颅内压监护或复查 CT 扫描。对处于昏迷状态的中、重型患者，除给予非手术治疗外，应加强护理。有条件时可送入 ICU，采用多种生理监护仪，进行连续监测和专科护理。患者宜采取侧卧位，保持气道通畅，间断给氧。若预计患者于短期内（3 ～ 5 天）不能清醒时，宜早行气管切开，以便及时清除分泌物，减少气道阻力及无效腔。同时应抬高床头 15°～ 30°，以利于颅内静脉回流、降低颅压。每日出入量应保持平衡，在没有过多失钠的情况下，每日补充 500 mL 生理盐水即已满足需要，过多可导致或加重脑水肿。含糖液体补给时，应防止血糖过高以免加重脑缺血、缺氧损伤及酸中毒。必要时应适量注射胰岛素予以纠正，并按血糖测定值及时调整用药剂量。若患者于 3 ～ 4 天后仍不能进食时，可放置鼻饲管，给予流质饮食，维持每日热能及营养。此外，对重症患者尚需定期送检血液的生化及酸碱标本，以便指导治疗措施，同时，应重视心、肺、肝、肾功能及并发症的防治。②特殊处理：严重脑挫裂伤患者常因挣扎躁动、四肢强直、高热、抽搐而致病情加重，应查明原因给予及时有效的处理。对伤后早期就出现中枢性高热、频繁去脑强直、间脑发作或癫痫持续发作者，宜行冬眠降温和（或）巴比妥治疗。③降低颅内压：几乎所有的脑挫裂伤患者都有不同程度的颅内压增高。轻者可酌情给予卧床、输氧、激素及脱水等常规治疗。重症则应尽早施行过度换气、大剂量激素，并在颅内压监护下进行脱水治疗。

2）手术治疗。在没有条件实施 ICP 监测或脑室型 ICP 探头置入困难或由于探头受压、移位导致监测结果不可靠时，额角间夹角＞ 120°，可以作为一个量化的指标，指导开颅手术治疗指征，同时额叶挫裂伤散在、额叶血肿（水肿）超过双侧蝶骨嵴连线也可作为开颅手术治疗的参考指标，目前临床上倾向放宽手术指征，比较公认的手术指征：①出现脑疝征象；②双侧瞳孔缩小伴意识障碍进行性加重；③颅内压持续上升并超过 25 mmHg；④脑 CT 显示环池、鞍上池、脚间池闭塞，脑室系统受压，特别是双侧侧脑室前角受压闭塞，尽管中线无明显移位；⑤脑内血肿 > 30 mL 或脑内水肿进行性加重。常见手术方式：双侧额叶脑挫伤达到手术指 Z 征时，早期积极手术骨瓣大部分可复位，保持颅腔的完整性，无须后期颅骨修补；如后期病情进展颅内压明显增高时进行手术，大部分患者需去除骨瓣。传统的双侧额叶脑挫裂伤的手术方式：①取双侧额颞瓣开颅，行脑内血肿清除术＋去骨瓣减压术；②取单侧额颞瓣开颅，行脑内血肿清除术＋大脑镰切开术＋去骨瓣减压术。新式手术方式：经常规翼点入路开颅，行脑内血肿清除术＋脑池造瘘术＋颅骨成形术＋ICP 探头植入术。

2. 手术方式简介

脑池造瘘术是一种治疗创伤性头部损伤的新的手术方式，结合了颅底和微血管手术技术，经经典翼点入路开颅，通过打开颅底脑池（交叉池、颈动脉池和桥前池）释放脑脊液，从而降低颅内压，使脑脊液从水肿的脑组织通过血管周隙移位到脑池，术后留置脑池（桥前池）引流管持续引流，对于重型头部损伤昏迷评分为 3 ～ 8 分的患者，通过打开脑池释放血性脑脊液，在术中即可监测到颅内压明显降低，术后持续引流，减轻继发性脑损伤及脑水肿，改善临床预后。目前我国重型头部外伤患者数量有增长趋势，按照传统的手术治疗方案，相当一部分患者需要行去骨瓣减压术来降低颅内压，进而挽救生命，但该手术术后并发症多，比如硬膜下积液、反常性脑疝等，有些处理起来比较棘手，增加了住院时间及住院费用，而且去骨瓣减压术后 3 个月患者需要二次手术（颅骨成形术，费用约 5 万～ 8 万元），增加了患者的经济负担及痛苦。而脑池造瘘术可以有效降低颅内压，使部分患者骨瓣复位，术后并发症减少，且无须行二次颅骨成形术，节约了大量的医疗资源及费用。

张焱教授点评

本例患者以双侧额叶脑挫伤入院，入院时患者呈昏睡状，病情变化极快，保守治疗风险极高，一旦发生中央型脑疝则死亡可能性明显增高，按既往传统手术方式，患者行脑内血肿清除术后需去除骨瓣，因术后脑水肿会持续，水肿高峰期易使脑组织移位而引起脑疝；使用新的手术技术脑池造瘘术后，通过术中放置颅内压监测仪监测颅内压而指导对骨瓣的处理，术中通过打开大脑脑池，将血性脑脊液反复冲洗，患者术中颅压力明显下降，放回骨瓣后压力仍处于正常范围内，后续将骨瓣修补，留置脑池引流管，术后通过控制引流量及速度指导脱水及其他药物的使用，患者成功度过脑水肿高峰期，后续行康复治疗，患者恢复良好。由此可见，脑池造瘘对于重型头部损伤患者的救治疗效可，能减少术后并发症，改善患者预后，并节约了大量的医疗资源及费用，但还需要大量病例多中心临床随机双盲研究来充实完善。

参考文献

1. 王忠诚 . 王忠诚神经外科学 . 武汉：湖北科学技术出版社，2005.

2. 杨立斌，顾建文，贺伟旗，等 . 单纯额叶创伤急性期的临床特点及治疗 . 中华创伤杂志，2006，22（2）：148.

3. 刘伟国，杨小锋. 神经外科危急重症诊治. 杭州：浙江大学出版社，2006.

4. 袁世君，李欣，丰彦博. 持续颅内压监测对双额叶脑挫伤患者预后及并发症的影响.
检验医学与临床，2018，15（6）：846-848.

5. 陈克非，董吉荣，王玉海，等. 双额叶脑挫裂伤的治疗策略及进展恶化的相关危
险因素分析. 中华神经外科杂志，2015，31（9）：903-906.

6. 李煜. 侧脑室前夹角变化在双侧额叶脑挫裂伤治疗的指导意义. 长春：吉林大学，
2013.

7. 李帆. 双侧额叶脑挫裂伤手术方式的对比研究. 太原：山西医科大学，2014.

8. 张闻闻，徐勤义，胡旭，等. 脑室型探头在进展型双额叶脑挫裂伤中的应用. 中
华神经外科杂志，2013，29（9）：936-939.

9. WISE B L. A review of brain retraction and recommendations for minimizing
intraoperative brain injury. Neurosurg，1994，35（1）：172-173.

10. ANDREWS R J，BRINGAS J R. A review of brain retraction and recommendations
for minimizing intraoperative brain injury. Neurosurg，1993，33（6）：1052-1064.

11. CHERIAN I，BERNARDO A，GRASSO G. Cisternostomy for traumatic brain
injury：pathophysiologic mechanisms and surgical technical notes. World Neurosurg，
2016，89：51-57.

12. 王永红，郭敏，梁磊，等. 脑池造瘘术在重型头部损伤中的临床应用. 中华神经
创伤外科电子杂志，2018，4（2）：119-121.

13. FUKUDA H，EVINS A，BURRELL J C，et al. The meningo-orbital band：
microsurgical anatomy and surgical detachment of the membranous structures through
a frontotemporal craniotomy with removal of the anterior clinoid process. J Neurol
Surg B Skull Base，2014，75（2）：125-132.

14. LAMA S，AUER R A，TYSON R，et al. Lactate storm marks cerebral metabolism
following brain trauma. Journal of Biological Chemistry，2014，289（29）：20200-
20208.

15. O'CONNELL K M，LITTLETON-KEARNEY M T. The role of free radicals in
traumatic brain injury. Bio Res Nurs，2013，15（3）：253-263.

第六章
其他特殊病例

045　低颅压综合征

病历摘要

病例 1

患者，男性，38 岁，因"头痛 30 余天，加重伴呕吐 10 天"入院。

[现病史]　患者于 1 个月前无明显诱因出现双颞部间歇性头痛，视力模糊，经对症处理无缓解。1 周后行头部 CT 扫描未见异常。10 天前患者感觉头痛加重，尤以坐立时为甚，伴呕吐，行 MRI 检查示左额顶枕慢性硬膜下血肿（见图 45-1、图 45-2），收入住院。

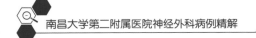

[入院查体] 神清，语利，双瞳孔等大等圆，对光反射灵敏，四肢活动正常。

[治疗] 入院后急诊行慢性硬膜下血肿钻孔引流术（见图45-3)，术后前几天头痛缓解，但后来又加重，10天后复查头部CT（见图45-4）示原慢性硬膜下血肿体积增大，且其中见混杂密度影，中线结构明显右偏，考虑患者积液增多，头痛症状加重，并出现新鲜出血，疑有血肿残留，故再次自原手术切口行血肿引流术。第2次术后第6天再次出现头痛加重，并出现呕吐，复查头部CT示颅内原血肿腔再次出现积液、积血，且中线结构明显右偏。考虑钻孔不能解决问题，故开颅行血肿清除术，将血肿壁层及脏层均剥离干净。但第3次手术后的第3天患者出现烦躁、神志模糊，复查头部CT（见图45-5）示右侧原血肿腔内积血、积液增加，中线移位较以前更加明显。给予甘露醇脱水后，患者当时神志恢复清醒，但次日又重新变为模糊，考虑患者意识出现障碍，中线结构明显移位，急诊给予去骨瓣减压术。去骨瓣术后患者意识障碍反而加重，患者神志昏迷，复查头部CT（见图21-6）示中线结构移位反而加重，且颞肌下方还存在积气，整个脑组织向中线方向塌陷。经会诊讨论，考虑低颅压综合征的可能性大，给予腰穿测压，测得压力仅30 mmH$_2$O。因此停止脱水，改为补液治疗，每日输液量3000～3500 mL，患者神志逐渐恢复，于3周后痊愈出院。

患者出院前复查的影像学结果见图45-7。

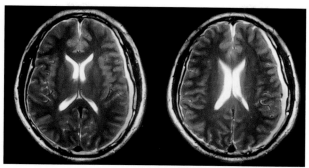

图 45-1　入院时 MRI 示左额顶枕慢性硬膜下血肿

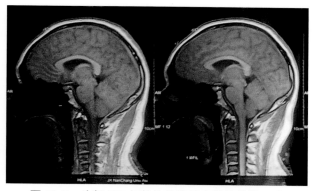

图 45-2　头部 MRI 矢状位检查示小脑扁桃体下疝

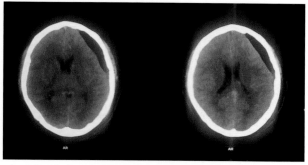

图 45-3　第 1 次手术（钻孔引流）术后 CT 示慢性硬膜下血肿已经清除干净，中线居中，
左侧额顶硬膜下积气

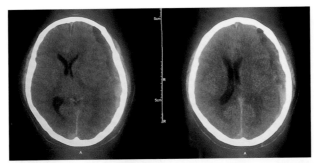

图 45-4　10 天后复查头部 CT 示原慢性硬膜下血肿体积增大，且其中见混杂密度影，
中线结构明显右偏

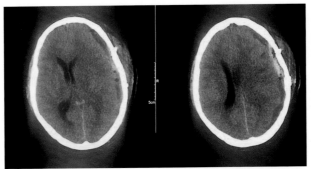

图 45-5　第 3 次手术（剥离血肿脏层和壁层）术后复查 CT

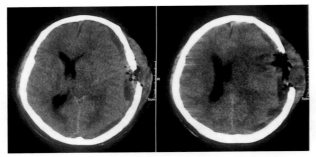

图 45-6　第 4 次手术（去骨瓣减压）术后复查 CT

笔记

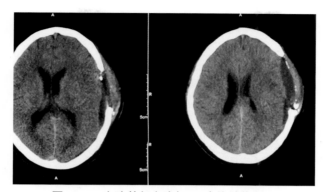

图 45-7　出院前复查头部 CT 中线结构复位

病例 2

患者，男性，61 岁，因"外伤后头痛、呕吐 40 天，左额颞顶慢性硬膜下血肿钻孔引流术后 8 天"入院。

[现病史]　患者于 40 天前摔伤头部，当时无明显异常，5 天后出现头痛、呕吐，平卧时减轻，坐立时加重。

[影像学检查]　行头部 CT 检查示双侧额颞部少量硬膜下积液，给予对症处理，症状未见好转。受伤后 CT 检查结果见图 45-8、图 45-9。

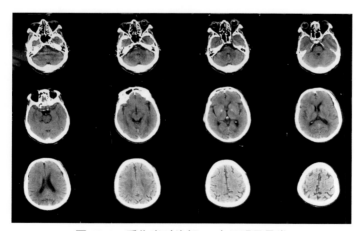

图 45-8　受伤当时头部 CT 未见明显异常

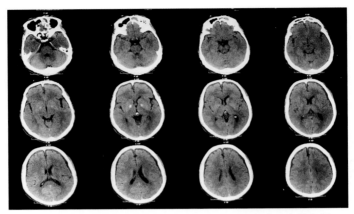

图 45-9　受伤 5 天后复查头部 CT 示双额颞硬膜下少量积液

　　3 周后复查头部 CT（图 45-10）示左额颞顶慢性硬膜下血肿，中线出现移位。

　　[治疗]　急诊行钻孔引流术，并放置引流管 1 根。术后复查 CT 示左侧慢性硬膜下血肿清除干净，术野放置引流管 1 根（图 45-11）。术后左侧慢性硬膜下血肿缩小，但几天后出现右额硬膜外血肿及右额颞顶亚急性硬膜下血肿。

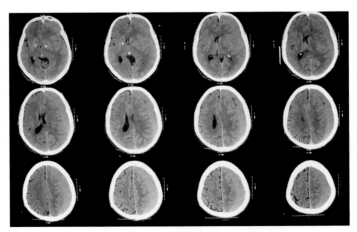

图 45-10　3 周后头部 CT 复查

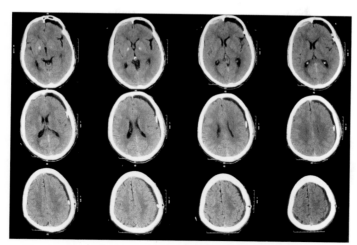

图 45-11　急诊钻孔引流术后 CT

几天后复查头部CT显示左侧慢性硬膜下血肿基本引流干净，引流管仍在位，右侧额部可见硬膜外血肿，右额颞顶出现硬膜下血肿（图 45-12）。

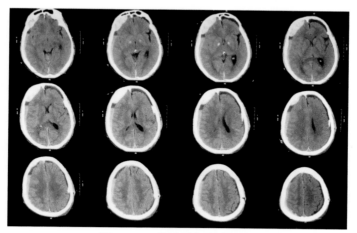

图 45-12　几天后复查头部 CT

患者头痛不断加重，并出现精神萎靡、呕吐等症状，且右侧颅内血肿逐渐扩大。当地医院拟再次手术，行右额硬膜外血肿清除术＋右额颞顶慢性硬膜下血肿钻孔引流术。

　　但患者头痛、呕吐加重，未接受当地医院手术，转入我院。入院查体：神清，语利，双瞳孔等大等圆，对光灵敏，四肢活动正常。我院复查头部 CT 示右额及左顶硬膜外血肿、右额颞顶亚急性硬膜下血肿，左侧慢性硬膜下血肿术后改变（图 45-13）。查头部 MRI 示左侧慢性硬膜下血肿、右额硬膜外血肿（图 45-14）。

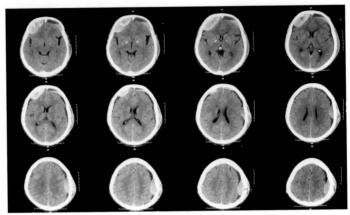

图 45-13　我院复查头部 CT

　　根据患者术前存在体位性头痛病史，且引流术后头痛加重并出现对侧硬膜外血肿，考虑低颅压综合征可能性大。腰穿测压为 50 mmH$_2$O，进一步证实了低颅压综合征的诊断。给予补液治疗，每天补液 3000 mL，11 天后头痛好转，痊愈出院。出院后 1 个月复查头部 CT 示双侧慢性硬膜下血肿消失，右额及左顶硬膜外血肿处于吸收期（图 45-15）。

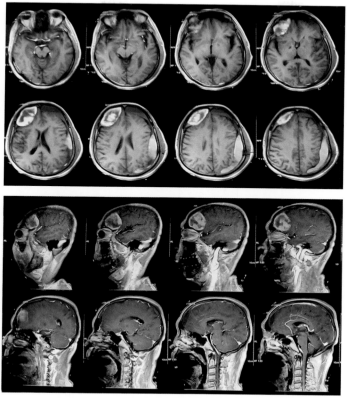

图 45-14　头部 MRI

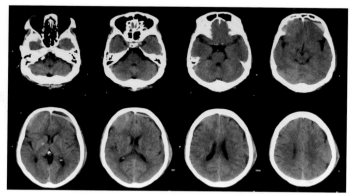

图 45-15　出院后 1 个月复查头部 CT

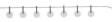 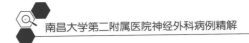

病例分析

低颅压综合征（intracranial hypotension syndrome，IHS）由 Schaltenbrand 等于 1938 年首先报道，是指一组由多种原因引起侧卧位腰穿时脑脊液压力低于 60 mmH$_2$O 并产生一系列表现的临床综合征。病因目前还不清楚，可能与下列因素有关：脉络丛脑脊液生成减少或吸收过度；神经根解剖异常；脉络丛血管痉挛；下丘脑功能紊乱；脊膜膨胀和脊膜、蛛网膜憩室或潜在脑脊液漏。

低颅压综合征的诊断依靠临床症状和磁共振表现，临床表现为典型的体位性头痛、头晕；腰穿脑脊液压力 < 60 mmH$_2$O；头部 MRI 表现为小脑扁桃体下疝，桥前池变窄，脑干前后径增大，交叉池变窄，增强扫描可见硬脑膜弥漫性对称性增厚，异常强化，并常见硬膜下积液。

低颅压综合征并发硬膜下出血的报道并不多见，考虑可能由于低颅内压时脑组织下垂撕裂桥静脉所致，也可能因为低颅内压时硬膜下的静脉因脑组织的支持压迫作用减弱扩张渗血或破裂出血所致。由于所述情况在临床中并不常见，因此容易误诊，致使医师按照高颅内压进行处理，反而加重病情。这就需要临床医生在接诊慢性硬膜下血肿的患者时能想到低颅内压的可能，并在钻孔引流术后嘱患者取头低足高卧位或去枕平卧位；且液体量宜补足，以每天 2000 ～ 3000 mL 为宜。血肿量大者需要待脑组织充分膨胀后才能坐立，过早坐起可能加重病情。尤其对于术前存在坐立位头痛加重的患者，更应该警惕低颅压综合征。对于怀疑低颅内压者，行头部 MRI 扫描和腰穿测压可以协助诊断。

前述两例患者均存在体位性头痛，腰穿测压均小于 60 mmH$_2$O，前例患者查头部 MRI 可见小脑扁桃体下疝，诊断符合低颅内压综合征的特点。但由于其同时并发慢性硬膜下血肿，使医生容易忽略低颅内压的存在，而单纯采取钻孔引流术进行治疗，甚至术后在见到头部 CT 表现为中线结构明显移位时，还采取脱水治疗。需要说明的是，低颅内压造成的中线结构移位与高颅内压所致移位有明显区别，低颅内压患者在中线结构明显移位时脑组织不会同时向外膨出，甚至在脑组织和头皮之间还存在一条明显的间隙，间隙中可以见到气体影。对于低颅内压伴发慢性硬膜下血肿的患者，在钻孔引流颅内血肿的同时，一定要补足液体量，使脑组织向外膨起，否则低颅内压反而会加重，甚至造成生命危险。

专家点评

　　慢性硬膜下血肿的病理基础很可能与低颅内压有关，因此常见于老年人。而慢性硬膜下血肿形成后，在局部却形成一个高颅内压，即低颅内压基础上伴随一个局部的高颅内压。钻孔引流手术解决了局部的高颅内压，而低颅内压却不可能通过钻孔引流手术得到解决，必须按照低颅内压的治疗原则来进行处理，即每天大量输液。如果忽视了对低颅内压的处理，就可能使部分患者出现病情加重的情况，严重者甚至危及生命。希望临床医生引以为鉴。

参考文献

1. 卢明巍，王淳良，孟伟. 低颅压综合征并发慢性硬膜下血肿 2 例报告. 中国临床神经外科杂志，2012，17（12）：767-768.

2. 李光硕，毕国荣. 自发性低颅压影像学及治疗研究进展. 中国现代神经疾病杂志，2018，18（11）：837-843.

3. 李佳，尚珂，秦川，等，低颅压综合征临床及 MRI 表现. 临床放射学杂志，2017，36（10）：1543-1547.

046 颅内感染后脑积水

病历摘要

患者，男性，25 岁。因"发热、头痛、头晕 5 天"入院。

[现病史] 患者及家属诉 5 天前无明显诱因出现发热、畏寒、头痛、头晕，伴呕吐，无咳嗽、咳痰，无胸痛、胸闷，无四肢抽搐，于当地诊所予对症支持治疗（具体不详），血常规检查示白细胞计数 16.65×10^9/L，予哌拉西林钠他唑巴坦、喜炎平、地塞米松等对症支持治疗，无好转。今为求进一步治疗遂来我院就诊。

[既往史] 患者既往史无特殊。

[入院查体] 神志清楚，计算力可，近期、远期记忆力无损伤，定向力正常，GCS 评分 15 分（E4V5M6）。急性面容，颈有抵抗，双肺呼吸音清，未闻及明显干、湿性啰音，律齐，腹软，无压痛及反跳痛，肾区无叩击痛，双下肢无水肿。无失语。双眼视力粗测正常；双侧瞳孔等大等圆，直径 3.0 mm，光反射存在，角膜反射对称存在；视野右侧同向性偏盲；眼底视乳头境界清楚、视网膜无出血；眼球运动无障碍，眼球无震颤，面、听神经等检查结果无异常。双侧肢体肌力对称 V 级，肌张力不高；双侧指鼻试验、轮替运动、跟－膝－胫试验动作正常。感觉无异常。生理反射存在，病理反射阴性；双侧膝阵挛、踝阵挛阴性。脑膜刺激征阴性。

[实验室检查] 血常规：白细胞计数 12.92×10^9/L，中性粒细胞绝对值 9.70×10^9/L，血红蛋白 160 g/L。电解质：钾 3.42 mmol/L，钠 124.33 mmol/L，氯 90.83 mmol/L。脑脊液生化：脑脊液蛋白 1790.32 mg/L，氯 105.56 mmol/L，葡萄糖 0.17 mmol/L。脑脊液

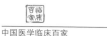
常规检查：白细胞计数 2563×10^6/L，颜色为无色，红细胞计数 1.00×10^6/L，透明度微浑浊，潘氏球蛋白定性试验阳性。结核菌涂片检查（脑脊液）、新型隐球菌检查（脑脊液）、降钙素原检测、肝功能、肾功能、肌酶谱未见明显异常。

[辅助检查] 2018 年 11 月 27 日头部 MRI 平扫＋增强扫描（图46-1）：多发脑沟池点线状强化、室管膜线状强化伴幕上脑积水，考虑颅内感染性病变所致胼胝体急性缺血性梗死改变（脑膜血管炎）可能性大，结核？请结合临床。

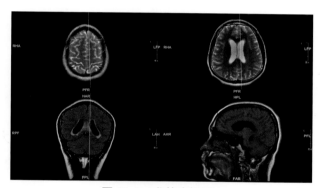

图 46-1 术前头部 MRI

[术前诊断] ①化脓性中枢系统感染；②脑积水。

[治疗] 患者入院后给予甘露醇降颅压、头孢曲松抗感染、补充电解质等对症支持治疗。患者入院第 2 天，神志较前模糊，呈嗜睡状态，反应迟钝，胡言乱语，伴发热，体温 38 ℃，考虑为化脓性脑膜炎，治疗上予以美罗培南＋利奈唑胺抗感染，予醒脑静、维持水电解质平衡、营养支持等对症治疗。入院第 4 天，患者神志转清，言语清晰，颈项强直，克氏征阳性，病理征阴性。入院第 6 天，意识水平好转，反应淡漠、反应迟钝，少言懒语，无发热、畏寒，血象好转。入院第 9 天，呕吐胃内容物 1 次，颈项强直较前明显好转，考虑为颅内高压可能，予以甘油果糖联合

甘露醇降颅压治疗。入院第 15 天，凌晨患者突发神志不清、四肢抽搐、肌肉强直症状，症状持续无缓解，考虑患者癫痫发作，当日于急诊全麻下行脑室穿刺引流术，术后予以抗感染、脱水降颅压、营养神经、护胃、止血、预防癫痫等治疗，动态监测脑脊液情况，引流后 10 天，3 次监测示脑脊液白细胞数少于 10 个，含糖量正常，脑脊液蛋白低于 600 mg/L。在全麻下行脑室 – 腹腔分流术，术后予有效抗感染，止血、护胃、护脑、营养、脱水等对症支持处理。

[治疗结果及转归] 患者意识清楚，自诉稍感头晕，无其他症状。专科查体：神志清楚，自动睁眼，正确应答，能按吩咐动作，GCS 评分 15 分。双侧瞳孔等大等圆，直径 3.0 mm，对光反射灵敏；咽反射未见异常，颈软，无按压痛，Kernig 征阴性。四肢自主活动，四肢肌张力正常。生理反射存在，病理反射未引出。复查头部 CT（图 46-2）：脑积水引流术后改变，脑积水较前明显缓解。痊愈出院。

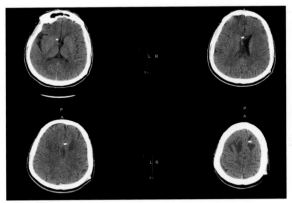

图 46-2 头部 CT 术后复查

病例分析

脑积水病因非常多，其中感染后脑积水多见，此患者有发热、颈项强直、脑脊液细胞数增高，含糖量低等明显中枢性感染症状，有效抗生素治疗后患者出现脑积水加重表现，采用脑室穿刺外引流等处理，达到手术条件后行分流手术，效果较好。

张焱教授点评

此例患者完整再现了典型脑积水的发展、治疗过程，脑积水病因非常多，有感染、肿瘤、脑脊液产生 - 吸收失衡等，本例中枢性感染后脑积水病情重，病程进展复杂，处理难度高，一般医院治疗效果差。其整个治疗过程涉及炎症的有效控制、急性脑积水的解除、脑室外引流的管理、二次感染的预防，脑室腹腔分流手术条件的评估以及内镜三脑室造瘘的选择等。此例患者在脑积水多学科诊疗团队的积极、正确、及时、有效地指导、治疗下，顺利渡过各项难关，取得了良好的治疗效果。

脑积水多学科诊疗团队，是在神经外科倡导下，集合神经内科、影像科、神经功能评估、普通外科、泌尿外科、康复科等各科专家组成的协作治疗团队，能对各种脑积水制定个性化治疗方案，进行合理化评估，精准治疗，已成功救治各类脑积水患者 100 余例，正在成为我院特色。

参考文献

1. 王忠诚 . 王忠诚神经外科学 . 武汉：湖北科学技术出版社，2015.

2. 宋昭，夏小雨，杨艺，等 . 脑积水合并颅内感染的治疗策略 . 中华神经创伤外科电子杂志，2016，2（4）：206-209.

3. 潘新华，贺利贞，王刚，等 . 化脓性脑膜炎后脑积水的治疗（附 26 例报告）. 实用儿科临床杂志，1998，13（3）：183-184.

笔记

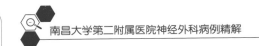

047　正常压力脑积水

病历摘要

　　患者，男性，76岁，因"多饮、多尿伴大小便失禁2个月"入院。

　　[现病史]　患者血糖高20余年，多饮、多尿伴大小便失禁2个月，自测血糖20 mmol/L，使用胰岛素后仍控制不佳，入我院内分泌科治疗，近半年出现步态不稳，发展至不能走路，轮椅推入病房。

　　[入院查体]　神志清楚，自动睁眼，对答正确，GCS评分15分。双侧瞳孔等大等圆，直径3.0 mm，对光反射灵敏；眼球活动良好。双上肢肌力Ⅴ级，双下肢肌力Ⅳ级，肌张力高。辅助检查：我院头部MRI提示脑萎缩、脑内多发缺血灶，脑室系统扩大。后转入我科治疗。

　　[实验室检查]　腰椎穿刺测压3次均为50～90 mmH$_2$O；脑脊液常规、生化、涂片均未见异常；血常规、小生化、肌酶谱等抽血检查也未见明显异常。

　　[辅助检查]　我院头部MRI示脑萎缩，脑内多发缺血灶（图47-1）。

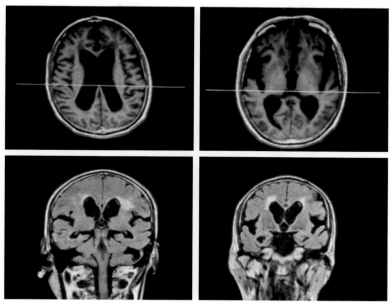

图 47-1 术前 MRI 示脑室系统存在扩大现象，带帽征明显

[术前诊断] ①脑积水；②陈旧性脑梗死；③糖尿病。

[治疗] 诊疗计划：患者在内分泌科拟诊糖尿病性周围神经病，给予相应营养神经、降血糖等治疗，患者症状未见改善。转入我科后按神经外科常规护理，普通饮食，完善各项检验、检查结果，根据患者病史和影像学检查、行腰穿放液试验（tap 试验）评估，患者症状改善明显，能够自己行走，尿失禁明显改善。患者手术指征明确，行腰大池－腹腔分流术，术中调节压力至 70 mmH$_2$O，术后予以相应治疗，顺利出院。治疗结果及转归：查体见神志清楚，GCS 评分 15 分（E4V5M6），双侧瞳孔等大等圆，直径约 3.0 mm，双侧对光反射存在，双侧肢体肌力对称，肌力 V 级，肌张力正常。出院时检查结果：头部 CT 提示脑室－腹腔分流术后改变，脑室系统较前变小；出院反复调节压力至 90 mmH$_2$O 最佳，患者生活质量明显改善。

术后 1 周复查头部 CT：腰大池 - 腹腔分流术后改变，脑室系统较前变小（图 47-2）。

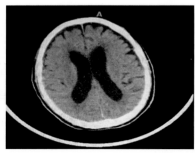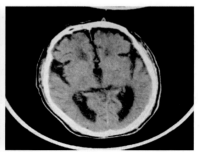

图 47-2　术后复查

病例分析

随着我国逐渐步入老年化社会，特发性正常压力性脑积水（idiopathic normal pressure hydrocephalus，iNPH）患者将不断增多。并且很多正常压力性脑积水患者认为由该疾病引起的症状为衰老的自然过程而错过了手术治疗的机会，因此，该病的发病率可能在一定程度上被低估。1965 年 Adams 和 Hakim 等首先提出 iNPH 综合征的概念。特发性正常压力性脑积水的三大主要临床表现为 Hakim 三联征（步态异常、尿失禁、痴呆），常呈隐匿起病、缓慢进展，神经影像学上以双侧脑室扩大伴或不伴三脑室扩大为特征，但腰穿压力处于正常范围，一般在 70 ～ 200 mmH$_2$O，故称正常压力性脑积水。

临床上诊治的脑积水患者虽然数量较多，但仍属于较为粗放的诊断和治疗水平，尤其是对于 iNPH 的诊治更是处于低水平。iNPH 的临床表现和头部 CT/MRI 扫描是筛查该病的主要方法，手术治疗仍是该病的主要治疗方法，其中脑室 - 腹腔分流术及腰大池-腹腔分流术最常用。然而部分患者术后症状无明显改善甚至加重。

目前主要评估方法：脑脊液释放试验、腰大池持续引流试验、颅内压监测、放射性核素脑池造影、脑血流测量、脑脊液外流阻力及一些相关量表评分等。其中脑脊液释放试验对分流有效者有较高的阳性预测价值，经充分评估符合临床诊断，可尽早行手术治疗。手术治疗后第1、3个月及半年时要及时评估步态、认知功能、情绪行为、日常生活能力、排尿排便功能以及影像学变化。之后如果没有症状变化可以每年定期复查评估。有症状变化时随时就诊，及时评估是否需要调压。

张焱教授点评

iNPH患者数量通常随着年龄的增长而明显增加，许多正常压力性脑积水患者及家属认为该疾病引起的症状为正常衰老过程，或者误诊为其他疾病，从而错过了治疗时机。对iNPH的认知不足、较高的误诊率可能是造成这一现状的最主要原因，因此，该疾病的正确诊断及有效治疗对患者家庭及当今社会均有着深远意义。iNPH的诊断复杂，需要结合患者的临床表现和相关检查，同时排除具有类似临床表现的其他疾病才能确诊，目前尚缺乏早期诊断该疾病的方法，仍需要进一步寻找诊断标志物及其他诊疗手段以辅助早期诊断和鉴别诊断。

参考文献

1. MORI E，ISHIKAWA M，KATO T，et al. Guidelines for management of idiopathic normal pressure hydrocephalus：second edition. Neurol Med Chir （Tokyo），2012，52（11）：775-809.

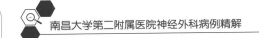
2. HALPERIN J J，KURLAN R，SCHWALB J M，et al. Practice guideline：idiopathic normal pressure hydrocephalus：response to shunting and predictors of response：report of the Guideline Development，Dissemination，and Implementation Subcommittee of the American Academy of Neurology. Neurology，2015，85（23）：2063-2071.

3. 中华医学会神经外科学分会，中华医学会神经病学分会，中国神经外科重症管理协作组 . 中国特发性正常压力脑积水诊治专家共识（2016）. 中华医学杂志，2016，96（21）：1635-1638.

048　慢性硬膜下血肿术后并发张力性硬膜下积液

📋 病历摘要

患者，71岁，男性，因"头部钝痛1周，右下肢乏力伴神志不清1天"入院。

[既往史]　既往史无特殊。

[入院查体]　神志模糊，GCS评分12分（E3V4M5）。右下肢肌力Ⅲ级，余肢体肌力、肌张力正常。

[辅助检查]　头部MRI：左侧大脑半球硬膜下隙增宽，新月形DWI及T_2WI低信号，宽约2.5 cm。左侧脑室受压变窄。中线结构右移约1.7 cm（图48-1）。

[术前诊断]　①慢性硬膜下血肿；②脑疝。

[治疗]　急诊全麻下行钻孔引流术，术中引流出酱油样陈旧性血性液体约110 mL，以生理盐水冲洗至清亮，硬膜下置引流管1根。术后患者神志转清，右下肢肌力恢复正常。术后第1天CT示左侧颅板下见弧形低密度影及少许积气，脑室系统及中线恢复（图48-2）。术后每日补液2000 mL以上。术后第8天，患者出现神志模糊，小便失禁，复查头部CT示左侧额、颞、顶部积液明显增加，中线移位明显（图48-3）。二次急诊手术，术中见积液外完整包膜形成，张力高，切开包膜，积液呈淡黄色，释放液体约60 mL。术后每日补液2000 mL以上，阿托伐他汀20 mg/d。治愈出院。

279

术后随访 3 个月，患者恢复良好，复查头部 CT 示血肿完全消失。二次术后第 1 天 CT、术后 3 个月 CT 见图 48-4、图 48-5。

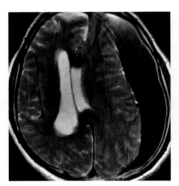

图 48-1　术前 MRI

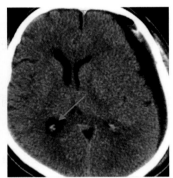

图 48-2　术后第 1 天 CT 示血肿腔缩小、血肿腔残留血液

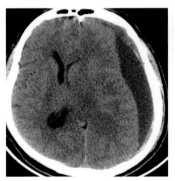

图 48-3　术后第 8 天 CT

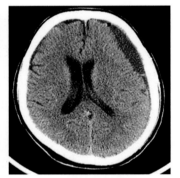

图 48-4　二次术后第 1 天 CT

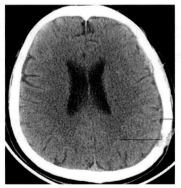

图 48-5　术后 3 个月 CT

笔记

病例分析

慢性硬膜下血肿好发于老年人，占硬膜下血肿的25%。钻孔引流术为目前公认的治疗慢性硬膜下血肿的首选方式。术后常见并发症为血肿复发、颅内积气、张力性气颅、硬膜外血肿、硬膜下血肿、脑挫裂伤、继发性癫痫等。老年患者由于脑组织被血肿长时间压迫，且多合并脑萎缩，脑组织复位能力较差，术中注入大量生理盐水后与血肿腔残留血液混合，易导致血肿腔内渗透压升高，造成硬膜下积液，大多数患者无须特殊处理，积液可自行吸收。

慢性硬膜下血肿钻孔引流术后张力性内膜下积液病例国内外罕有报道。张力性硬膜下积液发生机制尚不明确，笔者结合本病例并查阅相关文献，推测其机制如下：患者在外伤时常合并脑组织移位，且张力性硬膜下积液多见于老年人，老年患者脑组织萎缩，受伤时皮质小血管或蛛网膜受牵拉损伤，导致血管及蛛网膜通透性增高；或外伤引起蛛网膜颗粒及静脉损伤导致脑脊液回收障碍，造成脑脊液生理平衡失调，加之血肿压迫造成局部脑缺氧，最终导致脑脊液循环障碍。本例术中见内膜下积液为淡黄色，脑表面黄染，考虑为含铁血黄素沉积导致内膜下隙渗透压高于周围组织，液体进入血肿内膜与蛛网膜之间；也可能术中操作不当，导致某处蛛网膜与内膜之间形成单向活瓣，脑脊液渗入血肿腔而无法排出，最终形成张力性内膜下积液。此类并发症易误诊为硬膜下积液，谭书德等报道慢性硬膜下血肿钻孔引流术后血肿内膜下积液CT误诊8例。结合本病例与文献分析，笔者总结头部CT均有其特征性表现，即积液与血肿之间可见明显的弧线型血肿内膜分隔

281

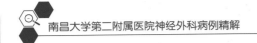

影，积液密度稍高于脑脊液，有助于与硬膜下积液鉴别。

张焱教授点评

　　慢性硬膜下血肿患者多为高龄，脑萎缩明显，钻孔引流术是对出血量较大患者的最有效手术方式，但手术后容易出现血肿复发、感染等并发症。硬膜下张力性积液比较少见，其与血肿复发表现相似，但病情进展快，患者意识水平下降明显，甚至出现昏迷，瞳孔大小不等等急性病情。进展慢者多与血肿复发不易区分，有可能是血肿复发早期。对于急性硬膜下积液，可能的机制主要是术后血肿残留，致使血肿腔内渗透压高和产生血管活性物质作用，周围组织渗透性增加，液体快速渗入血肿腔；或者有活瓣形成，脑脊液单向泵入，无法流出。本例患者术后硬膜下积液快速发生，头部 CT 提示积液占位效应明显并脑疝形成，保守治疗无效，及时行扩大清除冲洗手术，解除其占位效应，效果较好。为减少此类并发症发生，术中释放血肿内液体时应尽量缓慢，防止内膜与蛛网膜之间剥离，并应仔细操作，避免内膜与蛛网膜损伤。术后常规每日补液 2000 mL 以上，以帮助脑组织复位。如果确认有活瓣形成，需腰大池外引流以平衡脑组织和血肿腔内压力，对活瓣关闭愈合等可能会有帮助。另外，近年来有学者认为局部炎性反应是慢性硬膜下血肿及其包膜形成的关键因素，据此，建议术后患者在补液的同时口服阿托伐他汀每日 20 mg，以抑制局部炎性反应，缩短病程，改善预后。

笔记

参考文献

1. 王忠诚.王忠诚神经外科学.武汉：湖北科学技术出版社，2005.

2. 杨彬，刘洪良，刘振林.慢性硬膜下血肿术后复发的相关因素分析.脑与神经疾病杂志，2012，20（3）：203-205.

3. 李勐，廖勇仕，王波，等.钻孔引流治疗慢性硬膜下血肿术后常见的并发症及其防治.实用心脑肺血管病杂志，2011，19（5）：821-822.

4. PENCALET P. Complications of chronic subdural hematoma in the adult. Neuro-Chirugie，2001，47（5）：491-494.

5. 李江，胡国平，徐蒋荣，等.慢性硬膜下血肿钻孔引流术后血肿内膜下积液快速形成二例.中华神经外科杂志，2007，23（7）：560.

6. 谭书德，李恩春，代志昌.慢性硬膜下血肿钻孔引流术后血肿内膜下积液CT误诊8例.现代中西医结合杂志，2012，21（8）：877-878.